田博士控制糖尿病

不得不说的秘密

控制糖尿病不得不说的秘密

主编　田胜利　何春梅

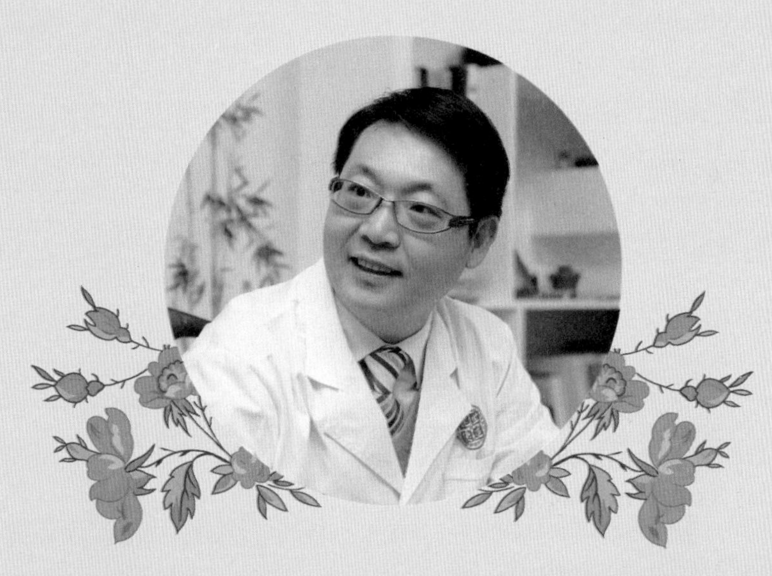

中国中医药出版社
·北京·

图书在版编目（CIP）数据

控制糖尿病不得不说的秘密 / 田胜利，何春梅主编 .—北京：
中国中医药出版社，2017.10
ISBN 978-7-5132-4415-2

Ⅰ. ①控… Ⅱ. ①田… ②何… Ⅲ. ①糖尿病－防治
Ⅳ. ① R587.1

中国版本图书馆 CIP 数据核字（2017）第 210788 号

中国中医药出版社出版
北京市朝阳区北三环东路28号易亨大厦16层
邮政编码 100013
传真 010－64405750
河北省武强县画业有限责任公司印刷
各地新华书店经销

开本 710×1000 1/16 印张 13.25 字数 231 千字
2017年10月第1版 2017年10月第1次印刷
书号 ISBN 978－7－5132－4415–2

定价 58.00 元
网址 www.cptcm.com

社 长 热 线 010–64405720
购 书 热 线 010–89535836
维 权 打 假 010–64405753

微信服务号 zgzyycbs
微商城网址 https://kdt.im/LIdUGr
官 方 微 博 http://e.weibo.com/cptcm
天猫旗舰店网址 https://zgzyycbs.tmall.com

如有印装质量问题请与本社出版部联系（010－64405510）

《控制糖尿病不得不说的秘密》

编　委　会

主　编　田胜利　何春梅

副主编　刘执芳（乾仓大夫）

郭义杰（乾淼大夫）

郑晓骏（乾冰大夫）

范文杰

编　委　李均平（乾坪大夫）　曾凡华（乾礼大夫）

王　磊　李海龙（乾森大夫）

陈　学（乾升大夫）　薛益民

李德来　白银龙

刘忠华

相信奇迹，相信自己

《控制糖尿病》的出版，是我们决心战胜糖尿病的第一次冲锋号，是我们向糖尿病的宣战书。我们迎着曙光奋力前行，虽然挫折不断，但丝毫没有改变我们的初衷。庆幸的是，国家的大环境越来越多鼓励真正的创新，这给了我们更多的动力。我们经过长时间的探索与努力，形成了完整的“世道健康2型糖尿病防治企业标准与规范”，并成功在上海市质量监督局获得备案，为大规模推广奠定了良好基础，也向实现我们的初衷——“控制糖尿病”更进了一步。

战胜糖尿病、降低中国糖尿病的发病率、减少糖尿病的致残率，我们面临一道道的封锁线，但这些都不是最困难的。那最困难的是什么呢？是大家心中的“贼”，是由于现代医学认为糖尿病不可治愈，这种认知使大家对战胜糖尿病的信心缺失，不相信糖尿病能治好。

正如阳明先生所云：“破山中贼易，破心中贼难。”只有世人能够向本心求真理，相信自己，相信奇迹，才能真的破了“糖尿病防治”的难题。为此，我们特别在上海市慈善基金会成立“上海慈善基金世道健康专项基金”，选择性地资助部分有信心战胜糖尿病的患者。

今天我们又要出版《控制糖尿病不得不说的秘密》，是《控制糖尿病》的延续和升级，是为了更好地普及正确的糖尿病防治知识和技术，让民众有更正确的认知，从而更有信心走出糖尿病的困局，打赢这场新型的“人民战争”。

本书首先介绍了胰岛素及围绕胰岛功能展开研发的一系列现代医学与药物控制糖尿病的原理和不能治疗糖尿病的秘密，接着讲述了单味中药控制血糖的原理和认识、中医穴位降糖的原理、通过膳食控制糖尿病的一些“秘密”与通过运动控制糖尿病的一些技术。本书最精彩的是介绍了2型糖尿病的防治标准和规范，不仅讲述了对糖尿病的新认知，更重要的是讲解了糖尿病防治的评价标准，以期让大家在一个平台上认知糖尿病，控制糖尿病。

本书成文，得到了中国中医药出版社的大力支持，得到了尊敬的国医大师孙光荣先生的咨文鼓励，还有一直以来关爱我的张伯礼院士等等，众多贤达无私帮助，我无以为报，唯勤耕于事，精修于身，广济天下是务。

田胜利博士

2017年2月1日

序

糖尿病是一种代谢性疾病，西医分类归属于内分泌专科。随着社会的进步，物质水平的不断提高，人们的生活方式发生了巨大变化，糖尿病的发病率剧增，与肿瘤、心血管疾病一起被称为“社会文明病”“富贵病”。并且糖尿病作为非传染性疾病（NCD），是当今世界上最主要的死亡原因，是对人类健康最大威胁的疾病之一。目前，我国糖尿病患者已近一亿，几乎所有医疗专科在诊治其患者时都必须考虑是否伴有糖尿病。比如在外科，要顺利地为患者做手术，就先要排除是否有糖尿病，或者要在明确患者血糖得以控制的情况下才可放心进行手术。因此，如何防治糖尿病，现在已不仅仅是内分泌一个专科的事了，糖尿病已成为所有医务工作者面临的共同疾病。

由于糖尿病早期的症状轻，病情不明显，很容易被医生忽略，再加上糖尿病病情进程相对较慢，因此不容易引起患者的重视。大多数糖尿病患者由于对糖尿病认知匮乏，常常未能及时接受治疗或长期血糖控制不理想，陆续出现各种并发症，如眼底病变、跛行、中风、心梗、周围神经炎、外周静脉栓塞等。因此，对糖尿病进行大众科普宣传就显得十分重要和急切。遗憾的是，我国在这方面与国外还存在很大的差距。田胜利博士在近些年继主编了《控制糖尿病》一书后，又编写这部题为《控制糖尿病不得不说的秘密》一书，与其说这部是上部的姊妹篇，不如说这部是前一部的升级版，对糖尿病患者来说是一部非常实用的科普书，值得一读。

糖尿病从非常古老的年代就被人类认知，古埃及大约在四千年前就知道有这样的病症，我国的先人在三千年前也有记载。但在这样漫长的岁月中，仅仅在人类进入后工业时代才对其成因有了认识，近百年才拿下“胰岛素”这个糖尿病认识高地，并在控制血糖上取得一个又一个进步和成果。但作为医疗工作者，应该实事求是地承认，当今的医疗水平只能控制糖尿病，还未能治愈糖尿病，还未能战胜糖尿病！田博士在这部新书里再次以新中医理论，提出伏病因子引起机体免疫反应：初期消化道黏膜损伤，使第一道防线被打破，接着免疫复合物形成，阻碍糖利用，对神经、内分泌系统和血管的损伤又使第二道防线失守，最后引发机体特异性免疫，导致胰岛素分泌功能衰竭，造成多器官和组织损伤，致使第三道防线全面崩溃。以伏病因子引起三道免疫屏障损伤这一发病机理，很好地诠释了新中医对糖尿病的病因、病理变化及病情进展的认识，这是融合中西医知识得出的推论，值得赞赏。更难能可贵的是，在此书中率先提出并制定了《2型糖尿病新中医工作分型标准》《2型糖尿病新中医证候评估标准》，以及《2型糖尿病新中医标准治疗策略和方案》，开创了以“病”为核心的中医诊治方案和标准，这确实是一种大胆的尝试。因此，此书对于糖尿病医务工作者来说又是一部具有实际指导意义的教科书。对于西医医生，要了解和学习新中医理论及伏病论对糖尿病诊断治疗的具体应用，这则是难得的一本参考书。

2014年中华医学会糖尿病学会分会正式发布《中国2型糖尿病防治指南（2013年版）》，提出糖尿病防治中的三级预防目标，这无疑是从我国国情出发和符合当今医疗水平的。而田博士提出的《2型糖尿病新中医标准治疗策略和方案》，应该说在落实这三级预防目标上更具体、更实际，并且完全是创新的方案。期待有更多的同行和医护工作者认同这个治疗的策略和方案，并实践之。

我们要战胜糖尿病，必须融合中西医知识和发挥中西医各自的优势才能突破。相信人类在21世纪最终能战胜糖尿病！

微创外科学之父
中国肿瘤消融学会主委　**吴开俊**教授
2017年2月18日于广州

目　录

第一章
西药控制糖尿病的秘密

目前临床医学治疗糖尿病，仍以西药为主导。从近百年的临床实践看，糖尿病依靠胰岛素，以及围绕胰岛功能展开研发的一系列药物，曾经救助过无数的糖尿病患者。但也不得不承认，在挽救他们生命的同时，终生服药成了无法突破的魔咒，而且服药并不能更有效地提高糖尿病患者的生命质量，也不能完全预防糖尿病并发症的出现。目前我国每年有120万人因糖尿病导致肾衰竭、心脏病突发和其他相关疾病而死亡。糖尿病及其并发症已造成政府、家庭、个人沉重的经济负担。

因此，我们非常有必要了解西药控制糖尿病的相关知识，说出西药控制糖尿病的全部真相。

第一节　胰岛素不治糖尿病，你知道吗？

案例纪实

郑某，男，1999年出生。2015年初在美国读书期间，曾因33 mmol/L的高血糖引发酮症酸中毒昏迷，被确诊为糖尿病（1型）。家属焦急万分，旋即回国，在上海交通大学医学院附属瑞金医院内分泌科使用以胰岛素为主的系统治疗，给予胰岛素泵每天注射60 U，配合二甲双胍口服，控制血糖，效果仍旧不满意。

2015年2月份起，患者来上海世道中医门诊部就诊，采用“中药+功能性外治+运动+饮食调整”的现代中医糖尿病整体方案治疗4个月后，成功摘除自身所携带的胰岛素泵，空腹血糖恢复到5～6 mmol/L，自觉精神状态完全恢复，遂于2015年7月返美，在美方医院经身体检查，证实临床治愈，同意寄宿美方家庭以继续完成学业。

后于2016年回国休假期间，完成糖尿病7天“应激疗法”治疗，巩固疗效。随访至今，无复发。

点评：目前胰岛素控制糖尿病仍是临床主流，虽然取得了满意的临床效果，但是我们也应该看到其存在很多现实问题。就康复医学角度而言，胰岛素的治疗虽带来血糖的有效控制，但也让患者更加远离社会，增加患者更多的心理伤害，带给社会更大的经济负担。

通过“糖尿病标准疗法”——药化-气化-谷化的序贯治疗，我们成功治疗了十余例类似的胰岛素泵使用者，其年龄从14岁到65岁不等。这为胰岛素依赖型糖尿病的患者康复带来福音，也是糖尿病治疗上的一个新希望。

那么，下面让我们认识一下“胰岛素”吧！先听听胰岛素的“故事”。

胰岛素的故事

1788年，英格兰医生Thomas Gamley首先发现胰腺的损伤可以引起糖尿病。

1869年，德国医生Paul Langerhans发现，在胰腺外分泌腺及导管组织间有一群很小的细胞团块，它们不同于胰腺的其他细胞，但是在当时他未能做出进一步的研究。

到1893年，Edonard Laguesse将Langerhans在1869年发现的胰腺内小细胞团块群命名为“Langerhans胰岛”，并且认为它具有内分泌功能，其所分泌的物质可以发挥降低血糖的作用。

直到1909年，比利时医生Jeande Meyer做了大量切除狗胰脏的实验，仔细地分析了胰岛本身所分泌的物质，他把这种由胰岛分泌出来的能够降低血糖的物质命名为“胰岛素”。

1921年Banting和他的助手Best，从狗的身上获得了较为粗糙的胰腺内分泌物——胰岛素。Banting和Macleod二人因此于1923年荣获诺贝尔生理学与医学奖，胰岛素便成了治疗糖尿病的标准疗法。

自此，糖尿病中关于“胰岛素”的认识被称为20世纪最重大的发现之一，彻底改写了千千万万糖尿病患者的命运。迄今为止的100年间，胰岛素一直是糖尿病防治中的第一高地，并成为到目前为止许多医学科学家倾其一生攻关的认识高地。

20世纪80年代以前，用于临床的第一代胰岛素都是从动物身上提取的。根据实验结果，猪与人的胰岛素结构最为相似，仅有一个氨基酸不同。但即便是这样，动物胰岛素还是极易激活人体的免疫反应导致过敏，同时导致降糖效果不稳定。

到了20世纪80年代，基因工程技术的发展开启了生物工程药物时代的新纪元。人工合成胰岛素作为第二代胰岛素，与人体分泌的胰岛素完全相同。但外源性胰岛素皮下注射并不能很好地模仿生理性胰岛素分泌，于是第三代胰岛素——胰岛素类似物应运而生了。

与第二代相比，第三代胰岛素的降糖效果更好，在起效时间、峰值时间以及作用持续时间上更接近生物性胰岛素分泌，大大降低了低血糖的风险，同时因注射时间更灵活、方便，受到了糖尿病患者的普遍欢迎。

胰岛素让糖尿病从一个“不治之症”变成了可以控制的疾病，这个历史功绩不可磨灭。

胰岛素的降糖机制和存在的问题

胰岛素是由胰岛β细胞分泌的一种蛋白质激素。胰岛素能将血糖中的葡萄糖转化为能量，供全身组织细胞使用。胰岛素促进多余的血糖合成肝糖原、脂肪，以供日后使用。人体升高血糖的激素有十几种，但是降低血糖的激素只有一种——胰岛素，即胰岛素是人体内唯一的降血糖激素。

现代医学认为，糖尿病发病的机制是因为各种原因导致胰岛素分泌不足、血糖升高的一种临床综合征。果真如此，那么理论上讲只要通过药物或外源性胰岛素降低人体的高血糖，那么糖尿病患者的病情理应能得到有效的控制，但事实上并非如此！

虽然胰岛素让糖尿病从一个“不治之症”变成了可以控制的疾病，但是，时至今日，胰岛素在治疗糖尿病的过程中仍存在着不可克服与忽视的副作用。

1. 胰岛素使用不当，可导致低血糖，严重的低血糖反应常常会导致患者意外死亡。

2. 由于胰岛素可以促进体内蛋白质和脂肪的合成，采取胰岛素治疗后如果对饮食不加以控制，就会造成体重的逐渐增加，内脏脂肪增多，加重糖尿病并发症。

3. 胰岛素会造成体内水钠潴留，一部分患者注射胰岛素后出现轻度的颜面、肢体的水肿。

4. 胰岛素还会造成注射部位皮下脂肪萎缩、过敏反应、胰岛素抵抗等。

纵然是口服药物和(或)注射胰岛素控制血糖,但糖尿病患者最终还是会出现各种并发症。美国糖尿病协会(ADA)的统计数据进一步说明了糖尿病患病时间与并发症发生率之间的关系(表1)。

表1 糖尿病患病时间与并发症发病率的关系

患病时间	并发症发病率
3年以上	46%
5年以上	61%
10年以上	98%

综上所述,胰岛素的问世固然有其不可磨灭的历史伟绩,但通过外源性注射胰岛素控制血糖,最终还是难以避免糖尿病(尤其是2型糖尿病)对人体的各种毁灭性伤害!

为什么胰岛素不治糖尿病?

胰岛素虽然是人类控制糖尿病的第一个里程碑,因为胰岛素的问世,以及百年间一直围绕着胰岛素而研发的各种药物,让糖尿病从不治之症转变为了可以控制的疾病,但这并不是人类控制糖尿病的终点!人类与糖尿病的战争才刚刚开始,我们必须敢于突破前人发现的第一个治疗糖尿病的高地——胰岛素,因为胰岛素并不能治愈糖尿病!注射胰岛素控制血糖的患者,最终还是难以避免地会出现各种并发症。

伏病学说认为,人体胰岛素分泌相对或绝对不足并非是糖尿病产生的原因,而恰恰是糖尿病的结果!糖尿病患者虽然血糖高,但是其身体各靶细胞反而是处于缺糖状态!正是因为这样一种病理矛盾的持续存在,导致人体代谢系统、神经-内分泌-免疫系统等生理功能紊乱,从而导致后期各类并发症的发生。

糖尿病后期之所以会出现各类并发症的两个主要原因如下。

1. 患者的身体靶细胞持续处于缺糖状态,最终广泛变性坏死。

2. 患者的血糖虽然高,但是却不能够被人体有效利用,从而导致人体的内环境变成了各种致病微生物的培养基。

通过药物和(或)外源性注射胰岛素降糖,虽然把血糖降下来了,但是并没有及时纠正人体靶细胞的缺糖状态,甚至是加重了这种缺糖状态,而加速人体靶细胞的变性坏死,最终还是会出现各种并发症。

第二节 磺脲类降糖药控制糖尿病的副作用，你知道吗？

案例纪实

裘某，男，51岁。患糖尿病（2型）11年余，伴慢性咽炎、慢性胃炎、胃息肉、心脏供血不足等，平素服用康欣及达美康，于2015年11月12日来诊。

初诊时，患者糖化血红蛋白7.4%，糖化血清白蛋白19%，随机血糖6.5 mmol/L，诊断为痰瘀夹毒伏肾经，嘱其停服西药，改服专利配方“降糖3号”，并配合糖尿病点穴（功能性外治）与伏病刮痧治疗，并配合饮食调整。

2015年12月12日复查糖化血红白蛋白为7.2%。糖化血清白蛋白为15.71%，嘱其继续服用中药并配合糖尿病点穴及饮食治疗。

点评：磺脲类药物是控制糖尿病最传统的降糖药物之一，其主要通过刺激胰岛素分泌而发挥作用，应用于临床治疗糖尿病已有50多年的历史，其降糖效果确切，价格低廉，在2型糖尿病的治疗中占有重要地位。

尽管磺脲类降糖药已经发展到第三代，但其副作用仍不可忽视。尤其通过“刺激胰岛素分泌而发挥作用”的原理，是“快鞭打慢牛”的办法，最终一定是使胰岛功能的损伤加剧，甚至引起胰岛功能衰竭。

下面让我们认识一下“磺脲类药物”吧！看看磺脲类药物的演化史。

意外发现磺脲类降糖药的故事

1942年，法国的Marcek Janbon在研究磺胺类药物对伤寒杆菌抑制作用时，发现部分患者在接受治疗后不明原因死亡，分析死亡原因表明，这些患者均死于低血糖发作。此后，Loubatiere等对磺胺类抗生素进一步研究发现其存在明确的降血糖作用，而对移除胰腺的动物无类似作用，表明其降糖效应是通过胰腺实现的，这是人们第一次发现磺胺类药物的降糖特性。

1954年，在对研究磺胺类药物抗细菌感染的研究中，亦发现了部分患者的低血糖反应，再次表明了磺胺类药物的胰腺依赖性降糖作用。在随后10年的研究中，人们合成了第一代磺脲类降糖药，并陆续形成了氨磺丁脲、甲苯磺丁脲等系列，开创了非依赖胰岛素注射治疗糖尿病的先河，并促进了口服降糖药历史的发展。

磺脲类降糖药的作用机制

磺脲类药物有促进胰岛β细胞分泌胰岛素的作用，从而实现降低血糖。

磺脲类降糖药的各种副作用

各种磺脲类降糖药引起低血糖的危险性有很大差别，作用越强，引起低血糖的机会就越大。从降糖的角度来说，作用强是好药，但从引起低血糖的角度来看，它的危险性在增加。当然，还存在体重增加的问题。体重值越大，身体对胰岛素的敏感性就越差，磺脲类降糖药的需要量也就越大，最终可能导致磺脲类降糖药继发性失效，而不得不注射胰岛素。此外，磺脲类降糖药还可以引起食欲减退、恶心呕吐、腹泻或腹痛等消化道反应，甚至影响到肝脏引起中毒性肝炎。其他还有皮肤过敏反应、血细胞减少、头晕、视力模糊、身体掌握平衡的功能发生障碍等反应，这些副作用虽不常见，但不容忽视。

以往的病例研究显示，第一代磺脲类药物可引起肝衰竭，部分患者使用中出现严重的胃肠道反应。氯磺丙脲还可引起由酒精诱发的严重皮肤潮红，大剂量服用可导致胆管性黄疸等。由于第一代磺脲类药物降糖作用弱、不良反应严重等特点，目前临床上已较少使用。

第二代磺脲类药物还具有众多的降糖以外的作用，如格列吡嗪、格列齐特可降低血液黏稠度，减少血小板凝聚性，改善凝血及纤溶功能，在控制血糖的同时对减缓糖尿病视网膜病变及糖尿病早期肾脏病变等微血管并发症的发生有积极的作用。但第二代磺脲类药物存在阻碍心肌“缺血预适应”引起的心功能的恢复受损、心肌梗死面积增加等严重副作用。

第三代磺脲类具有双重降糖机制，除刺激β细胞分泌胰岛素外，格列美脲是胰外作用最强的磺脲类药物，其激活糖原合成酶活性是格列本脲的2.5倍，增加脂肪合成作用是格列本脲的4倍。但第三代磺脲类仍未完全摆脱低血糖等不良事件的困扰；在血糖控制方面，还不能达到较好的模拟正常胰岛素生理分泌模式的目标。

第三节　二甲双胍控制糖尿病的利弊，你知道吗？

案例纪实

任某，女，54岁。确诊2型糖尿病7年。来诊时糖化血红蛋白6.8%，空腹血糖8.3 mmol/L。B超提示有甲状腺结节。现主诉症状：寐差，入睡困难，平日运动较多。目前服用二甲双胍，早晚各1粒控制血糖，效果不佳。

查体：舌质淡紫，苔薄白；脉滑躁，左寸内斜，左尺稍散，右尺细，右寸不足。

中医诊断：痰毒伏肾经。

给予"2型糖尿病标准疗法"，采用药化（降糖3号，每日3次，每次1袋；点穴降糖理疗，每周2～3次）28天，之后采用气化（应激疗法）7天，再之后谷化21天，反复连续治疗2个疗程后，糖化血红白蛋白恢复正常，空腹血糖监测正常，寐转安，随访至今未复发。因其有饮酒习惯，嘱其每年应激疗法治疗7天，长期巩固疗效。

点评：二甲双胍的降糖作用不是通过刺激胰岛素的分泌来实现的，而是通过增强组织对葡萄糖的摄取和利用实现的。二甲双胍与酒精同时服用可增强二甲双胍对乳酸代谢的影响，易导致乳酸性酸中毒。本例患者嗜酒，有长期饮酒史，故在服用二甲双胍时有引发酸中毒的风险。本例患者经过一系列的"2型糖尿病标准疗法"的治疗，获得了临床治愈，停服了二甲双胍，大大减少了由于服用二甲双胍引起的各种隐患。

那么让我们了解一下双胍类降糖药的发展史吧！

双胍类降糖药的故事

20世纪20年代，双胍类药物也曾作为降糖药使用，但是由于这类药物对肝脏毒性太大而被停止使用。

到20世纪50年代后期，合成的苯乙双胍（降糖灵）和二甲双胍（降糖片）开始应用于临床。

20世纪60年代至70年代，美国研究发现苯乙双胍易导致葡萄糖的无氧酵解和乳酸性酸中毒，因而在大多数国家被停止使用，现在只剩下二甲双胍仍在一些国家继续使用。

双胍类降糖药的作用机制

双胍类降糖药主要通过促进肌肉等外周组织摄取葡萄糖，抑制肝糖原异生，减少葡萄糖来源，增强胰岛素敏感性，抑制胰高血糖素释放来达到降低血糖的目的。因此它对胰岛功能正常或已丧失的糖尿病患者均有降血糖作用，但不能降低正常人的血糖。使用时要依个体化剂量使用，并且定期检查肝、肾功能及有无贫血。

主要品种：苯乙双胍（降糖灵）；二甲双胍（降糖片，美迪康，迪化糖锭，格化止等）；丁二胍。

双胍类降糖药的副作用

双胍类降糖药的不良反应主要是胃肠道反应，表现为食欲不振、腹泻、口中有金属味或疲倦、体重减轻等。如果肠道反应较重，可改在餐前或餐后服用。

二甲双胍的累积有可能导致发生乳酸性中毒。由于这是严重的代谢性并发症，一旦发生，会导致生命危险，因此对服用本品的患者应进行肾功能监测，同时给药应以最低有效用量为标准，从而显著降低乳酸性酸中毒的发生风险。在没有明确是否为乳酸性酸中毒之前，应暂停服用本品。与磺酰脲类药物合用时，可引起低血糖，故应监测患者血糖情况。与乙醇同服时会增强盐酸二甲双胍对乳酸代谢的影响，易导致乳酸性酸中毒的发生，因此，服用双胍类降糖药时应尽量避免饮酒。

第四节 拜糖苹成为降糖药的故事，你知道吗？

案例纪实

曹某，男，56岁。患糖尿病9年，服用格华止、达美康。于2013年7月6日前来就诊，来诊时空腹血糖7.9 mmol/L，餐后2小时血糖12.0 mmol/L。

查体：舌紫暗有瘀点，脉沉细涩，左尺不足。

拟诊：瘀毒伏肾经。

患者最初无法接受糖尿病整体方案治疗，故单纯给予口服降糖3号，每日3次，每次10 g，治疗28天；同时，停用格华止。

经过28天的治疗后复诊，空腹血糖3.2～5.8 mmol/L，餐后2小时血糖10 mmol/L，出现明显饥饿感，咽痒好转。建议停达美康，改为拜糖平每日3次，每次50 mg，餐前整片吞服。同时给予2型糖尿病药化疗法（降糖3号，每日3次，每次1袋；点穴降糖理疗，每周2～3次），3个月为1个疗程。后逐渐停用拜糖苹。复诊时见舌质淡红、舌苔薄白，脉细涩和两尺不足较前改善，精气神和睡眠质量明显好转，空腹血糖控制在4.2～5.8 mmol/L之间，餐后2小时血糖在7.7 mmol/L以内。

之后仅采用点穴降糖功能性治疗，嘱停服中药，配合太极拳巩固疗效3个月，糖化血红白蛋白检测恢复正常，血糖控制在理想水平，无明显自觉症状。随访至今，无复发。

点评：拜糖苹是α-葡萄糖苷酶抑制剂，是备用一线降糖药，通过在肠道内竞争性抑制α-葡萄糖苷酶，降低多糖及蔗糖分解成葡萄糖，使糖的吸收相应减缓，所以具有使餐后血糖降低的作用。点穴降糖的功能性治疗也具有明显降低餐后血糖的作用，其主要通过对穴位的刺激疏通经络，提高组织的糖利用，从而达到降低血糖、预防糖尿病并发症的作用。

本例患者治疗时最初在维持原达美康的基础上利用中药降糖；复诊时结合患者空腹血糖基本恢复正常而餐后血糖偏高的情况，建议停服达美康，改用拜糖苹；而后完全停服西药，而采用中医治疗方案。我们在实践中发现，中药降糖3号与拜糖苹有协调作用，同时降糖3号能避免拜糖苹胃肠胀气和腹泻的不良反应。

那么下面让我们深入了解一下α-葡萄糖苷酶抑制剂降糖药的特点吧！

拜糖苹的故事

20世纪90年代出现了α-葡萄糖苷酶抑制剂（Alpha-glucosidase inhibitors）阿卡波糖（Acarbos，拜糖苹）、伏格列波糖（VogliboseAo-128，倍欣），它们共同的核心结构为苯环化合物与氨基葡萄糖苷。

拜糖苹的作用机制

拜糖苹是由白色放线菌属菌株发酵而成，仅有微量原形或分解产物为人体所吸收，绝大部分通过肠道排出。拜糖苹能有效抑制小肠上段α-葡萄糖苷酶，阻止低聚糖（或称寡糖）、双糖与三糖分解为单个葡萄糖并被吸收，减少糖吸收面积，使糖吸收时间延后，对降低餐后高血糖十分有益。拜糖苹一般单用，或与其他口服降血糖药、胰岛素合用，配合饮食，治疗胰岛素依赖型或非依赖型糖尿病。

大量流行病学研究和临床试验证实，餐后高血糖是心血管并发症和死亡的高危因素。有效控制餐后高血糖是阻止糖耐量受损者发展为2型糖尿病的重要手段，可显著降低患者发生大血管病变的危险。

拜糖苹的副作用

以拜糖苹为代表的α-葡萄糖苷酶抑制剂，因糖类在小肠内分解及吸收缓慢，停留时间延长，经肠道细菌的酵解而产气增多，故常见的副作用有腹胀、腹痛、腹泻、胃肠痉挛性疼痛、顽固性便秘等；偶现乏力、头痛、眩晕、皮肤瘙痒或皮疹等。

第五节　胰岛素增敏剂的使用指南，你知道吗？

案例纪实

张某，男，47岁。患糖尿病8年，有坐骨神经痛病史，每于劳累时则有腿部麻木不适。空腹血糖7.4 mmol/L，餐后2小时血糖8.8 mmol/L，糖化血红蛋白6.90%。目前服用的药物有：瑞彤（盐酸吡格列酮），每次30 mg，每日1次；二甲双胍，每次0.5 g，每日2次；拜阿司匹林，每次100 mg，每日1次。

查体：舌质红稍暗，苔黄腻。脉濡稍涩，左寸内斜，左关滑，左尺滑稍躁；右寸短滑，右关滑稍躁，右尺弦稍长稍躁。

中医诊断：痰毒夹瘀伏脾经。

给予2型糖尿病药化疗法（降糖3号，每日3次，每次1袋；点穴降糖理疗，每周2次），3个月为1个疗程。治疗1个月后，逐渐停用瑞彤。效不更方，继续采用原方案，逐渐停用二甲双胍，空腹血糖保持正常。间断服用降糖3号控制疗效。

点评：近年来，胰岛素增敏剂作为新一类糖尿病药物开始广泛使用。胰岛增敏剂的出现是基于认识到较多的2型糖尿病患者存在着胰岛素敏感性降低，即胰岛素抵抗，从而使胰岛素不能发挥其正常生理功能，以致血糖居高不下，而高血糖又继续刺激胰岛素分泌，就形成高胰岛素血症，并可引起高血压、高血糖、高血液黏稠度、高体重等一系列改变。通过该类药物的使用，提高胰岛素敏感性，降低胰岛β细胞损伤，对于提高2型糖尿病的临床疗效发挥着不可忽视的作用。

那么下面让我们深入了解一下胰岛素增敏剂降糖药的特点吧！

胰岛素增敏剂的故事

胰岛素增敏剂，是噻唑烷二酮类（Thiazolidinedione, TZD）新一代糖尿病药物。常见的有赛格列酮（Ciglitazone）、帕格列酮（Piglitazone）、英格列酮（Eglilazone）、曲格列酮（Troglilazone）和罗格列酮（Rosiligatone）等一系列化合物。

随着20世纪90年代末期胰岛素增敏剂噻唑烷二酮类药物（TZDs）的问世，给2型糖尿病的控制带来了新的希望。该类药物能显著改善人体胰岛素抵抗，并且在动物实验中，TZDs有显著延缓糖尿病病程进展和保护细胞功能的作用。因胰岛素抵抗是糖尿病大血管病变的主要危险因素，人们还希望通过改善胰岛素抵抗来改善大血管病变的结局。虽然TZDs自问世以来被寄予厚望，但回望TZDs上市以来的数十年却是一路坎坷。

首个上市的TZDs类药物曲格列酮上市后不久，因为严重的肝毒性于2000年退市。后来相继上市的TZDs类药物罗格列酮和吡格列酮虽然未发现严重的肝毒性，但水钠潴留、体重增加等副作用和曲格列酮相似，心血管安全性也备受争议。罗格列酮被美国食品药品监督管理局（FDA）给予“黑框”警告，同时严格限制其临床使用，仅用于其他药品不能控制病情的2型糖尿病。欧洲药品管理局（EMA）建议暂停罗格列酮以及复方制剂的上市许可。此次心血管风险事件风波对罗格列酮的打击是致命的。

同时PROactive研究中吡格列酮的膀胱癌风险引发关注。临床前动物实验结果显示，吡格列酮可能增加膀胱癌的发生风险，但缺乏在患者中的相关数据资料。癌症风险是继心血管风险之后对TZDs的又一次沉重打击，再一次将其推上风口浪尖。2003年，FDA要求武田公司开展了一项长达10年的流行病学研究以提供膀胱癌的风险证据，其随访中期结果显示：随着吡格列酮使用时间的延长和累积剂量的增加，罹患膀胱癌的风险显著增加。FDA随后更新吡格列酮安全信息，增加患癌症风险提示。EMA在欧盟范围也要求在说明书中将膀胱癌患者、有膀胱癌病史或出现不明原因血尿的患者列入其使用的禁忌人群中。由于膀胱癌风险，吡格列酮相继在多国被迫退市。

胰岛素增敏剂的降糖机制

噻唑烷二酮类降糖药主要通过激活过氧化物酶体增殖物激活受体γ（PPAR-γ），增加胰岛素敏感性。PPAR-γ部分靶基因如葡萄糖转运体等的表达上调导致肝脏、骨骼肌和脂肪组织中胰岛素作用的敏感性增加和对葡萄糖摄取的增多，同时引起上述外周组织的糖异生下降及葡萄糖利用增加。这些作用共同的结果是使血糖水平明显下降。

TZDs并不刺激胰岛素分泌，但它可增加周围组织（尤其是胰岛素作用的靶组织：骨骼肌、肝脏、脂肪组织）对胰岛素的应答反应（敏感性），从而增加肌肉对葡萄糖的利用，减少肝脏内源性葡萄糖的产生，促进脂肪的合成，抑制脂肪分解而使体内代谢紊乱趋于正常，间接达到降糖的疗效，可明显改善胰岛素抵抗（但肝、肾功能须正常），是治疗2型糖尿病与代谢异常综合征的新型理想药物。同时TZDs具有良好的耐受性与安全性，因此具有延缓糖尿病进展的潜力和巨大的应用前景。

胰岛素增敏剂的副作用

除了贫血、水肿、恶心、腹泻、头晕、四肢疼痛等副作用外，所有服用噻唑烷二酮类药物者必须定期监测肝功能，最初一年每2个月复查肝功，以后定期检查。而且有膀胱癌、胰腺癌、前列腺癌风险倾向者应当慎用，尚无证据证实噻唑烷二酮类降糖类药物不增加这些肿瘤的发生概率。

第二章
现代人生活方式引起糖尿病的秘密

2型糖尿病作为生活方式病，是在物质条件极大丰富的前提下，劳动方式、工作方式、自然环境等发生改变以后，出现的“时髦病”。对此，不仅仅是药物干预，更重要的是生活方式、工作方式等一系列的改变才是关键。

我们必须认知我们现代人生活方式引起糖尿病的秘密，只有这样才能真正做到控制糖尿病。

第一节 糖尿病的主要原因是肉吃多了，你知道吗？

案例纪实

孙某，男，60岁。于2016年4月29日经解放军411医院确诊为2型糖尿病，因不愿采用西医手段治疗，经朋友介绍来世道中医门诊部就诊。患者平素应酬较多，嗜食酒肉。来诊时空腹血糖7.7 mmol/L，餐后2小时血糖10.5 mmol/L，糖化血红蛋白7.3%，尿酸574 μmol/L。无明显不适症状。

查体：舌淡红，苔略黄腻。脉弦稍躁，右寸细短外斜，左寸外斜、短。

中医诊断：湿毒伏肝经。

给予“2型糖尿病标准药化疗法”：采用降糖2号，每日3次，每次1袋；点穴降糖理疗，每周2～3次。3个月为1个疗程。

2016年8月24日复查：空腹血糖5.3 mmol/L，餐后2小时血糖7.5 mmol/L，糖化血红蛋白5.8%，尿酸411 μmol/L。无明显不适症状。临床治愈，随访。

附：孙某中医理疗前后血糖数值记录详情（表2）

表2　孙某中医理疗前后血糖数值

日　期	治疗前	治疗后	血糖变化	治疗项目
5月22日	7.3	7.3	0	伏病点穴+伏病刮痧
5月25日	10.9	6.3	−4.6	伏病点穴+伏病罐疗
5月29日	11.1	8.5	−2.6	伏病点穴+伏病火疗
6月2日	8.5	5.6	−2.9	伏病点穴+伏病艾灸
6月5日	8.3	7.1	−1.2	伏病点穴+伏病刮痧
6月8日	6.9	5.1	−1.8	伏病点穴+伏病罐疗
6月10日	7.3	5.8	−1.5	伏病点穴+伏病火疗
6月16日	8.8	6.3	−2.5	伏病点穴+伏病艾灸
6月19日	10.6	7.9	−2.7	伏病点穴+伏病刮痧
6月22日	8.5	6.4	−2.1	伏病点穴+伏病罐疗
6月25日	8.1	6.0	−2.1	伏病点穴+伏病艾灸
6月29日	7.3	6.2	−1.1	伏病点穴+伏病火疗
7月2日	8.9	6.4	−2.5	伏病点穴+伏病艾灸
7月5日	7.7	6.2	−1.5	伏病点穴+伏病刮痧
7月9日	8.1	5.3	−2.8	伏病点穴+伏病罐疗
7月13日	8.8	6.2	−2.6	伏病点穴+伏病艾灸
7月16日	6.4	6.2	−0.2	伏病点穴+伏病火疗
7月20日	5.6	5.3	−0.3	伏病点穴+伏病艾灸
7月23日	6.5	5.9	−0.6	伏病点穴+伏病刮痧
7月27日	5.4	5.5	0.1	伏病点穴+伏病罐疗
7月30日	5.9	5.5	−0.4	伏病点穴+伏病艾灸
8月3日	5.9	9.5	3.6	伏病点穴+伏病火疗
8月7日	7.2	5.7	−1.5	伏病点穴+伏病艾灸
8月10日	7.9	6.9	−1.0	伏病点穴+伏病刮痧
8月17日	8.8	6.1	−2.7	伏病点穴+伏病罐疗
8月24日	8	5.3	−2.7	伏病点穴+伏病艾灸

*以上治疗数据皆为随机血糖或餐后2小时血糖数值。

点评：现代人生活条件大幅度改善，导致目前代谢综合征的发病率明显升高，其中糖尿病发病率更是持续增加。有报道证实，目前我国成人糖尿病的发病率已经超过11.6%，这是一个可怕的数字。但这个数字背后更多反映的是我们目前健康教育明显滞后于经济发展。

我们把"肉"当成营养品或者主要营养品在大量摄入，这种错误观念已经带给我们太多的健康问题，不仅仅是糖尿病。

下面让我们看看肉吃多了为什么会患糖尿病吧！

认识上的误区

后工业时代，人们以动物性饮食习惯为主，很多人都持有一个观点：肉就是营养，营养就是高蛋白质！逢年过节，亲朋好友一聚会，往往就是喜欢大鱼大肉，无肉不欢！

然而，我们却惊奇地发现，那些平常自诩是肉食动物的人或经常需要外出应酬的社会人士，往往就是糖尿病、癌症、干燥综合征等临床疑难杂症的好发人群！

糖尿病的主要原因来源

从1978年改革开放以来的30多年中，生活方式发生了巨大改变！30多年前，中国老百姓一年才吃几斤肉？但是现在我们每天一顿饭就吃多少肉？面对这种改变，我们人类的基因变化并不能在时间上与时俱进。也就是说，我们人类的基因进化往往跟不上时代生活习惯的变化。因为我们人类基因的变化通常是需要经历几十万年才能够产生变化，而几十年对于基因变化而言，在时间上是远远满足不了基本条件所需！

我们把爱吃肉、海鲜定义为"动物模式"饮食习惯；把爱吃"植物性食物"的，叫作"植物模式"饮食习惯。首先我们要纠正一个错误观念——"蛋白质就是营养，营养就是肉，就是鱼，就是虾"。实际上，营养至少包括了水、维生素、纤维素、碳水化合物、无机盐（矿物质）、蛋白质和脂肪七大类。其中每日需求量最大的是水，而不是蛋白质。我们每天大概需要2000～3000 mL水，蛋白质每天需求的总量大概是50～80 g。所以，"高蛋白质更有营养，高营养对我们的身体有好处"的观念显然是错的。

从伏病学说角度来看，现代人因多喜食辛辣、油煎及动物性食物，辛辣化火，油煎及高蛋白质食物易化湿，湿火交阻中焦。脾喜燥恶湿，湿火久蕴，则伤脾气，损脾阴，进而导致营阴、清气不足。“饮食不节，而病生于肠胃，故命曰浊气在中也。”饮食因素是“湿火”因子的重要来源，故而“湿火”因子潜伏体内是现代的百病之始。

动物性食物里富含蛋白质、脂肪、胆固醇、甲硫氨酸和可食用酸。这些营养成分在人体需要的范围内，对人体是有益的。但是当这些营养成分的摄入量超过我们身体新陈代谢的分解和清除能力时，就会产生大量降解酶、自由基、内毒素等内生有害物质，即内生伏邪因子。

蛋白质的代谢产物尿酸、尿素等有害物质主要是通过肝脏和肾脏清除。当蛋白质的摄入量超过需求，一方面机体由于异体蛋白的长期刺激，可能会引起免疫系统紊乱，从而导致自身免疫疾病；另一方面就是机体清除这些毒素时，会产生大量自由基，更加损坏我们自身的组织和器官。

现代研究已经证实，进食含蛋白质较多的食物后，血液中氨基酸的浓度会快速升高，同时胰岛素分泌增加。精氨酸、赖氨酸、亮氨酸和苯丙氨酸均有较强的刺激胰岛素分泌的作用；进餐后胃肠道激素分泌增加可促进胰岛素分泌，如胃泌素、胰泌素、胃抑肽、肠血管活性肽等都可刺激胰岛素分泌；迷走神经兴奋时也可以促进胰岛素分泌；交感神经兴奋时则抑制胰岛素分泌。因此，过度摄入蛋白质，以及不正确的饮食方式，可以导致胰岛素分泌紊乱，诱发糖尿病。

脂肪代谢产生的胆固醇和三酰甘油除了会沉积黏附在血管壁上，导致血管硬化以及高脂血症外，也可以导致胰岛素敏感性下降，胰岛素抵抗增强，从而导致2型糖尿病，并且加重、加速2型糖尿病并发症的出现。

第二节　糖尿病可以懒出来，你知道吗？

案例纪实

戈某，男，43岁。确诊2型糖尿病10年。来诊时采用胰岛素注射配合口服卡司平控制血糖，胰岛素早上注射12 U，晚上10～12 U，睡前10 U；卡司平口服，每日1次，每次15 mg；配合大量运动，但空腹血糖控制仍不理想。伴有大便不畅，2～3天一次；自汗盗汗，头昏沉不适。

查体：舌暗淡，苔稍灰白；脉沉弦滑，两尺稍弱。

中医诊断：痰瘀伏肾经。

给予“2型糖尿病标准药化疗法”：降糖3号，每日3次，每次1袋；点穴降糖理疗，每周2～3次。3个月为1个疗程。

治疗1周时出现低血糖反应，嘱其停卡司平，改变运动模式为有氧运动（太极拳），改为素食。继续坚持原方案治疗，逐渐减少胰岛素用量。

点评：戈先生是个技击家，经常大量运动，仍然不能避免糖尿病。尤其在治疗期间自己曾做过体验，只要大量运动后，第二天血糖就会升高，尤其是空腹血糖升高得更为明显。究其原因，可能是大量无氧运动诱发乳酸堆积，加重体内经脉瘀堵，导致糖转化能量利用障碍加重而引发血糖升高。

下面让我们看看运动与糖尿病的一些知识吧！

伏病学说关于运动的认识

现代人运动太少，老是坐着或躺着，肌肉失于锻炼，气血都不流通。中医学认为，脾主四肢肌肉，脾主气血生化，如果久不运动，脾脏就会懒惰，不愿干活了，营养物质就会化生水湿，水湿停在经脉里，形成“伏湿”致病因子。伏湿因子具体讲就是多种炎症因子的异常表达及代谢产物的堆积。最新的研究证明，糖尿病患者体内的C反应蛋白（CRP）、白细胞介素6（IL-6）、肿瘤坏死因子α（TNF-α）等炎症因子水平均高于正常人群，炎症因子水平升高是引起2型糖尿病的一个重要发病机制。

美国堪萨斯州立大学研究发现，人如果一天坐的时间超过6小时，患糖尿病的风险会显著提高。糖尿病患者由于血糖高，容易对全身微血管造成损伤，长期处于静止状态更是增加了全身微血管的负担，因此运动太少还会加重糖尿病并发症的出现。

现代研究证实，坚持运动尤其有氧运动，对机体葡萄糖利用的改善可维持数月，糖化血红蛋白可下降1.0%～1.5%。运动还可加强胰岛素与肌细胞膜上的受体结合，增加外周组织对胰岛素的敏感性。最新的研究还发现运动可促进肌肉活动因子（一种类胰岛素结构的肽类，具有类胰岛素样作用）的释放，增强胰岛素的作用。有氧运动可使血浆去甲肾上腺素反应减弱，同时增加对糖的利用和分解能力，有效控制血糖和改善代谢。长期运动锻炼可增加代谢中各种酶的活性，改善肌细胞对糖的氧代谢能力。运动不仅可降低即时血糖，而且运动结束后血糖还会持续下降，中等量运动的降糖作用可持续

12～17小时。

葡萄糖进入细胞内被利用有赖于细胞膜上的葡萄糖转运蛋白，不同的组织结构其转运蛋白有一定的差别，肌肉和脂肪组织中的转运蛋白主要为转运蛋白-4。有规律、中等强度的有氧运动，如跑步、爬山等，可增加2型糖尿病患者肌肉细胞内转运蛋白-4基因转录，增加膜上转运蛋白-4含量。动物研究表明，1次运动持续3小时，可使大鼠肌细胞转运蛋白-4含量增加，并持续到停止运动后1周，从而提高肌细胞对葡萄糖的转运和利用，增加肌细胞膜上胰岛素受体的数量，提高胰岛素与受体的结合力。

运动的误区

运动存在很多误区，第一个误区是认为大量的运动有好处。过度的运动对人体的损害，就像连绵的雨水不停地下在你的体内，让你的身体发生洪涝灾害。简单来说，运动之后，人体内的糖、脂肪、蛋白质被大量分解，产生乳酸、磷酸等酸性物质，这些酸性物质就会潜伏在人体内，形成“伏病”，刺激我们的组织器官，使我们感到肌肉、关节酸胀和精神疲乏。所以，运动要适量。美国神经科学家贾斯廷·罗德就在研究中发现，那些运动成瘾的老鼠的大脑反应比运动量正常的老鼠迟钝。所以他说：“运动虽然对大脑有益，但也应该适可而止。”

第二个误区就是适当从事自己喜欢的运动就能健体。这个误区危害最大，把运动当成了游戏，根据喜好选择运动形式和运动剂量，就好像把我们体内环境随意DIY，结果只能是体内环境一团糟。

伏病学运动理论

伏病学运动理论就是要解决个性化科学运动形式设计这一问题。解决这个问题之前，我们必须先讲述一下运动的层次问题，因为过去我们所说的运动形式都是拘囿在西方的体育锻炼模式上，在这里我们要讲的是结合了东方传统养生观的体育锻炼模式。

西方的体育锻炼模式强调骨骼和关节、肌肉构成的运动系统，强调骨骼和关节、肌肉的锻炼，认为只要这些组织强壮了，我们就可以健康，我们就可以保持活力和青春。

现在看来，这个观点不完全正确，因为这样的运动模式忽略了人体的其他系统，比如内分泌系统、神经系统、循环系统等，更不要说东方医学中的经络系统了。力量训练在带来肌肉强壮的同时，给我们微循环带来“代谢乳酸”的垃圾。运动过程中机体血液的重新分配、自由基的大量堆积及血流加速造成血管内皮损伤，使脑的血液和氧供应减少。局部酸性产物的堆积等不仅影响脑的能量供应，而且直接遏制神经的活动，使脑功能下降。所以我们称这种运动为“躯体运动”层次。这种层次的运动，除了让我们运动系统更强大，在竞技运动会上多拿些奖牌以外，从长远角度看，它对人体其他八大系统（消化系统、呼吸系统、泌尿系统、生殖系统、内分泌系统、免疫系统、神经系统和循环系统）很难有更多的帮助。

因此，目前西方运动学家们把目光逐渐投向“东方运动”模式。“东方运动”模式更关注健康和身心愉悦，更强调人体九大系统的和谐，不强调运动系统的过分强大，只是把运动系统做平台，在这个平台上锻炼我们的精气神，通过精气神的锻炼而获得健康、长寿和快乐。

“东方运动”模式简单分为两个层次，一个层次主要是针对“气”的锻炼，比如中国的气功、导引术、易筋经等，是根据中医学的经络学说与“气”在经络中的循行路径而设计、研究出的锻炼方式。这种运动是以呼吸的调整、身体活动的调整和意识的调整（调息，调形，调心）为手段，以强身健体、防病治病、健身延年、开发潜能为目的的一种身心锻炼方法，在运动形式上分为动功和静功。动功是指以身体的活动为主的气功，如导引派以动功为主，其特点是强调与意气相结合的肢体操作。而静功是指身体不动，只靠意识、呼吸的自我控制来进行的气功。大多气功方法是动静相间的。宗教中，道教的道士常会练习导引、内丹术气功，佛教里的禅定、静坐也包含气功。气功常配合中国的传统武术一起练习。

这一层次的运动，其本质，用现代科学观点看，主要是通过使用自我暗示为核心的手段，促使意识进入到自我催眠状态，通过心理–生理–形态自调机制调整心身平衡，达到健身治病的目的，属于“心理运动”层次。

这种“心理运动”层次的锻炼能够有效平衡人体九大系统。有很多研究已经证实，科学练习气功，可以有效辅助治疗胃溃疡、肿瘤、高血压、神经衰弱及各种疼痛等。但是任何夸大这种运动形式的宣传都是错误的，因为就其疗效而言，并不会更优于西方的“心理暗示”治疗。

“东方运动”模式的另一个层次是针对“神”的锻炼，也就是针对“意识”层面的训练。这个层面的训练形式常见的有印度的瑜伽和中国的太极拳。

这种运动模式有三方面特点，一是有自己完整的哲学认识体系，二是通过意识锻炼，实现身、心、灵的和谐统一，三是在舒缓运动的基础上实现。

这种运动模式是“心灵运动”层面的锻炼，它们依靠呼吸但不强调呼吸，运用“气”但不强调“气”。这种“心灵运动”层面的锻炼要求练习者具备更高的素质，需要理解其哲学内涵。

中国是太极拳的故乡，太极拳是中国的“国粹”之一，被列入首批国家非物质文化遗产名录。太极拳的哲学直接来源于中国的道教思想，在重生贵生、尊道贵德宗旨的指导下，把一系列养生、修身、炼己以求长生的锻炼功法，集中且精当地体现在太极拳的功法拳理上。

太极拳的运动特点：中正安舒、轻灵圆活、松柔慢匀、开合有序、刚柔相济，动如“行云流水，连绵不断”。这种运动既自然又高雅，可亲身体会到音乐的韵律、哲学的内涵、美的造型、诗的意境，在高级的享受中，使疾病消失，身心健康。

太极拳与糖尿病

据美国相关的研究结果，太极拳运动每小时可消耗280 kcal热量，被称为不流汗的减肥，对“谈肥色变”的多数美国人有巨大的吸引力。美国政府每年为老人摔倒所负担的医疗费高达620亿美元。一个对65岁以上老人做的样本研究显示，每周3次、每次1小时的太极拳练习，数周后，练习者的自身控制能力会提升19%。《时代》杂志曾多次撰文谈太极拳的种种好处，称太极拳为“一种完美的运动”。发表在英国《体育医学》杂志上的报道还说，虽然糖尿病和久坐不动的生活方式及肥胖有直接联系，但是太剧烈的运动也未必有好处，打太极拳是不错的选择。澳大利亚的一项实验发现，11名中老年人练习12周的气功和太极拳以后，血糖水平和代谢综合征都明显改善了。而我们的长期观察也证实了太极拳对糖尿病的良好作用和积极意义。

太极拳有最根本的八种“劲法”，即掤、捋、挤、按、采、挒、肘、靠。这八个劲法也是太极拳千变万化招法的根本劲法，是后来所有太极拳招式动作的母体与本源。招式动作可以千变万化，而其势不变，就是我们平常所说的“万变不离其宗”，同时也是拳论说的“虽变化万端，而理为之一贯”。

为了既能适合练习，又能起到强身健体的作用，在充分体现太极精神的前提下，在传统太极拳的基础上，结合最根本的8种“劲法”，我们形成并推出了“一招太极”运动。

“一招太极”共6式，分别是掤式、禅式、采式、挒式、靠式、捋式。每式动作完成时间约2分钟，练习仅需要1平方米的空间，学会只需要1课时，大约45分钟。在长期的实践中，我们发现“一招太极”中的掤式、禅式和靠式非常适合糖尿病患者在家自行练习。掤式以人体头脚为立轴，分别带动左右手臂屈伸画圆弧，如橹摇曳，湖波荡漾，非常适合空腹血糖小于7.0 mmol/L、仅用功能性外治可控制的患者。禅式以太极揽雀尾动作为核心，分别从中、左、右三个方向正反做一遍，转折以开合手过渡。揽雀尾蕴含太极掤、捋、挤、按四法，单式外形缠丝螺旋，内意丰满灵动，通过牵、拉、挤、搓，有利于调整全身气血循环和毒素排出，非常适合空腹血糖大于7.0 mmol/L、餐后随机血糖小于11.1 mmol/L并服西药者。靠式以太极肩靠功法为核心，通过腰胯折叠抖肩，完成促发督脉阳气上攻冲顶，使人精神振奋，非常适合随机血糖大于11.1 mmol/L、服用西药者，同时最好结合其他的有氧运动。

第三节 熬夜也可以导致糖尿病，你知道吗？

案例纪实

夏某，男，46岁。空腹血糖异常年余，未做任何治疗。来诊时空腹血糖7.9 mmol/L，糖化血红蛋白6.4%伴有寐差，每凌晨3时则醒，胃纳不佳，曾有晕厥病史。伴有脂肪肝、高血压。服用络活喜1年余，血压控制良好。

查体：脉躁稍弦，左尺不足，左寸不足，右关滑。

中医诊断：痰瘀伏肝经。

给予“2型糖尿病标准药化疗法”：采用降糖1号，每日3次，每次1袋；点穴降糖理疗，每周2～3次。3个月为1个疗程，经治1个疗程后，空腹血糖、糖化血红白蛋白均恢复正常，寐转安，随访至今未复发。因其平素应酬较多，经常晚睡，嘱其尽量避免熬夜，每年应激疗法治疗7天，长期巩固疗效。

点评：现在很多人已经将入睡时间推迟到晚上11时以后，上网、看电视剧、打游戏、刷微信等都成了人们晚睡的理由。一项“熬夜健康调查”显示，超五成网友表示经常或一直在0点后入睡，18.18%的人更通常超过凌晨1时才睡觉。很多人平时熬夜缺觉，到了周末或节假日就猛补，一睡就是一天，早饭、午饭常常在睡梦中被省略掉。

从内分泌角度看，熬夜直接干扰生长激素和肾上腺激素代谢，干扰糖代谢，影响胰岛素正常分泌。

下面让我们看看熬夜带给我们哪些健康问题吧！

长期睡眠不足容易引发的问题

科学家发现长期熬夜的人容易出现以下25种常见危害。

1. 脾气暴躁　当人们专注在做某件事情时，若因为意外的干扰而被打断，会产生负面情绪；若睡眠不足，这种负面情绪更会被放大。

2. 头痛　科学家至今仍无法找出其背后的原因，不过有36%～58%睡眠不足的人醒来时会出现头痛的症状。

3. 学习能力降低　短期记忆是决定学习成效的关键，睡眠不足的人，短期记忆能力会减弱，也会影响学习效果。

4. 体重增加　睡眠不足的人，体内荷尔蒙会失衡，不仅食欲增加，而且会更想吃高热量的食物，同时控制冲动行为的能力也会降低。这些因素加总在一起，导致体重快速增加。

5. 视线不良　睡眠时间越少，越容易出现视觉上的失误，甚至出现幻觉。

6. 心脏疾病　根据研究，相较于睡满8小时的人，每天只睡4小时的人血压会高出许多，因此容易罹患心脏方面的疾病。

7. 反应迟缓　睡眠不足，也会让你对外界事物的反应变得迟钝。

8. 容易感染疾病　长时间睡不足，身体的免疫力会下降，容易生病。

9. 投资错误　根据研究，睡眠不足的人易做出高风险的投资决策，容易导致经济损失。

10. 尿液变多　当人们沉睡时，身体会减缓尿液的产生；但若晚上睡眠不足，便会出现“过多夜间排尿量”的问题，必须频繁地上厕所。

11. 注意力不集中　如果没有足够的睡眠，便无法专注，容易分心。

12. 疫苗效用减弱　如同前面所说，睡眠不足会导致身体免疫力降低，因此若在这时候注射疫苗，效用也会大打折扣。

13. 口齿不清　根据研究，若连续36小时不睡觉，说话时容易重复使用相同的字词、速度缓慢、含糊不清，有时候很像喝醉酒的人说话的样子。

14. 感冒上身　如果你经常被传染感冒，可能是睡眠不足惹的祸。研究显示，连续2周每天睡眠不满7小时的人，感冒的风险是睡满8小时以上的3倍。

15. 肠胃问题多　睡眠不足，容易引起炎性肠道疾病。

16. 车祸风险高　事实上，睡眠不足的人开车，就如同酒驾一样危险，但却常常被忽略。

17. 性欲降低　睡眠不足会降低体内睾丸激素的分泌，导致性欲降低。

18. 忍痛力降低　已经有研究显示，若晚上睡眠不足，人体对于疼痛的敏感度会提高，同时对于疼痛的忍受力则会降低。

18. 糖尿病风险提高　睡眠不足会影响体内的新陈代谢功能，因此增加罹患糖尿病的风险。

19. 做事错误百出　缺乏充足的睡眠，导致精神不济，也会增加工作的错误率。

20. 癌症风险高　关于睡眠与癌症之间的关联，目前的研究仍在初期阶段，不过就目前的结果来看，睡眠不足确实会增加罹癌的风险，特别是大肠癌与乳腺癌。

21. 容易健忘　睡得越少，越容易健忘，老年时罹患阿尔茨海默病的风险也会增加。

22. 基因干扰　2013年的研究显示，睡眠不足会干扰基因的正常活动，如果连续1周每天睡眠不足6小时，会有超过700种基因的活动出现异常，包括与免疫力和压力有关的基因。

23. 情绪低落　有临床研究显示，晚上睡眠品质好的人，情绪较为正面；若睡眠品质不佳，也会影响第二天的工作情绪。

24. 死亡风险高　长期睡眠不足的人，最大的风险就是在短时间内死亡的发生率明显增加。

伏病学说“新”观点

“日出而作，日落而息”，这是长期以来人类适应环境的结果。人体内肾上腺皮质激素和生长激素都是在夜间睡眠时才分泌的。前者在黎明前分泌，具有促进人体糖类代谢的作用；后者在入睡后方才大量产生，与胰岛素分泌及脏器的修复息息相关。所以熬夜是引发2型糖尿病的重要因素。

现代研究证实，肾上腺皮质激素与调控糖代谢的另一重要激素——胰岛素的效应正好相反，两种激素相对立的作用保证了糖代谢的平衡稳定。如果肾上腺皮质激素的分泌异常，就会打破这个平衡，引起胰岛素异常分泌，产生糖尿病。而生长激素对胰岛素有拮抗作用，能够抑制葡萄糖被利用而使血糖升高。

伏病学说认为，2型糖尿病的最核心问题是糖利用问题。熬夜或者睡眠差会导致“伏火”因子潜伏体内，伏火因子可以干扰胰岛素的正常分泌和分布，阻碍人体重要器官如心、肝、脾、肺、肾、脑等对血液中高糖的利用，进而产生2型糖尿病。

健康小贴士

对于有时因为特殊情况不得不熬夜的人士，我们建议在熬夜次日可以自行打一下“一招太极”——揉太极，以便能有效清除因为熬夜而堆积在人体肝经、胆经中的毒素。

一招太极是一种易学、易练、养生功效突出的基础功法。它以柔顺优雅的姿态、对身体的全面保健效果著称，对调和阴阳、疏肝理气、通利三焦、升阳补气具有明显的效果，且随时随地都可以练习，不仅适合中老年人群，对于学生、白领上班族、企业家等经常熬夜者，尤其适合。

1. 揉太极的具体步骤

(1) 两脚分开比肩略宽，两手成端碗状端至丹田。

(2) 先右手向右后侧方向端碗伸平(这时可以吸气6～10秒)，同时腰向右侧转，回来时按原路返回(这时可以呼气，6～10秒)；接下来保持上身不动，腰向右侧转动的同时手从腋下转腕伸直保持手心朝上，身体向左侧倾斜的同时右手转至最高点(这时可以吸气，4～6秒)，回来时保持手心朝上从侧边画半圆回来(这时可以呼气，3～5秒)。

(3) 做完右侧做左侧，要领同右侧。

(4) 两边都做完时两手向前伸，腰要拉伸开(这时可以吸气，4～6秒)，双手回来向后伸(这时可以呼气，4～6秒)。

(5) 两手从背后画圆至头顶，腰要向后仰，把身体拉伸开(这时可以吸气，4～6秒)，从两侧下来(呼气，4～6秒)。

2. 揉太极的功效 用旋转带动内脏动，主要是锻炼五脏六腑，调节肝、肾两经的功能。揉太极是运用弹簧旋转发力的原理。

3. 揉太极的注意事项

(1) 含胸，每个动作要缓慢深沉，呼吸要保持阳吸阴呼的原则。

(2) 练完之后千万不能上厕所，否则大伤元气，道家叫卸气。可以在练之前先上厕所。

(3) 练完之后辅助功法：双手搓热摩面、捂眼、摩腰眼。

第四节 情绪紧张可以导致糖尿病，你知道吗？

案例纪实

陆某，女，57岁。2009年3月4日初诊。主诉：口渴、口干1年多，确诊2型糖尿病1周。患者1年前出现口干、口渴，饮水不能改善，夜尿频繁，时有口苦乏力，劳作则全身酸痛，眼花，手脚时有抽筋，食欲旺盛，睡眠尚可，大便每日一行，未引起重视。1周前检查空腹血糖为18 mmol/L，反复检测都在16～20 mmol/L，尿糖（++++），酮体（+）。

查体：舌红，无苔，脉燥细。

中医诊断：湿火伏太阴脾脏。

给予中药降糖2号口服治疗1年多，血糖基本稳定在5.5～6.5 mmol/L之间，自觉症状好转，但人较治疗前明显消瘦。之后基本采用降糖2号加减治疗数年，总是难以临床痊愈。后探知其生性胆怯，又逢家庭关系紧张，导致长期处于精神紧张的状态，故而糖尿病一直难以根治。

点评：糖尿病很大一部分是工作压力过大，情绪紧张引起。“五志过极便为火”，此火潜伏体内，消灼阴津，久而久之导致经脉瘀堵，糖转化能量不能被器官、组织、细胞有效地利用，就会导致糖尿病。

下面让我们看看情绪紧张是怎样导致糖尿病的吧！

社会现状

当今，我们现代的工作方式主要是脑力劳动，这不仅使我们运动量减少，同时也带给我们更多的“脑力劳动的副产品”。尤其是在大城市里，因为平常工作生活节奏的加快，很多社会白领人士每天一投入到工作之中时，大脑便持续进入高速运转状态。面对社会激烈竞争的现实，人们每天总是会面临许多来自工作或自身家庭中的压力，持续处于精神思想高度紧张的状态。

伏病学说“新”观点

因为精神紧张可出现情绪波动太大，现代医学认为属于“应激”反应，我们从中医角度出发归结为“伏火”因子。因此伏火因子包括了应激反应的过程，基本影响到“蓝斑-交感-肾上腺髓质系统”和“下丘脑-垂体-肾上腺皮质激素系统”，以及一些激素和热休克蛋白的表达，最终形成以“神经-免疫-内分泌”调控为主的全身机体应激性改变。

伏火可以导致儿茶酚胺、胰高血糖素、生长激素、肾上腺糖皮质激素等与促进糖原分解和糖原异生相关的内分泌激素紊乱，直接导致血糖异常。

伏病学说认为，神经-内分泌-免疫系统紊乱引起人体的体液免疫修复和免疫复合物清除功能下降，导致大量黏膜屏障中的定植菌凋亡，微生物毒素、各种代谢毒物等损伤细胞线粒体，进而溶菌酶及吞噬细胞异常活跃，细胞线粒体结构异常，引发能量利用障碍，器官、组织、细胞等能量不足，然后刺激中枢神经系统，激活与升血糖相关的激素异常表达，肝糖原、肌糖原、脂肪分解，加重内生毒素，引起线粒体二次打击；同时高血糖导致胰岛素异常分泌，引发胰岛β细胞的免疫损伤甚至衰竭，最终形成2型糖尿病。

健康小贴士

日常生活中，有如下几种食物可以帮助我们有效缓解精神紧张。

1. 香蕉　德国研究人员表示，用香蕉可缓解抑郁和情绪不安，因为它能促进大脑分泌内啡肽等化学物质，从而缓和紧张的情绪，提高工作效率，降低疲劳。但需注意：不要空腹吃香蕉；香蕉糖分含量相对偏大，故糖尿病患者建议少食。

2. 猕猴桃　猕猴桃号称“维C果王”，一个成熟的猕猴桃所能提供的维生素C含量等于人体每天所需维生素C的2倍。研究发现，猕猴桃中含有相当高的5-羟色胺（血管收缩剂），5-羟色胺对人体有镇静作用，故可以消除紧张疲劳。猕猴桃所含的肌醇是细胞内第二信使系统的一种前体，对预防抑郁症有效。并且猕猴桃含有铬，有治疗糖尿病的药用价值。

3. 水　每天为身体补充2000～3000 mL水，有助于人体排出毒素。

4. 橙子　橙子被誉为“疗疾圣药”，是水果中的“维C精灵”。每天通过摄取足量的维生素C，可以极大程度上缓解人的焦虑、紧张状态。

5. 草莓 草莓素来和山竹并称为“水果皇后”。中医学认为，草莓性味甘、凉，入脾、胃、肺经，能够清热生津、健脾和胃、利水消肿、解热祛暑，同时又能清肝泻火，故可多吃些草莓以改善由于精神紧张导致人体肝郁化火而出现口苦、口臭、烦躁不安的情况。此外，因2型糖尿病患者最初起始的病理状态为“湿火伏脾经”，故对于糖尿病患者建议多吃草莓，可有效清除人体内生的火因子，帮助提高靶细胞对糖的有效利用，从而辅助降糖。

第五节 不规律饮食导致糖尿病，你知道吗？

案例纪实

潘某，男，51岁。2型糖尿病确诊1个多月，体检中发现随机血糖18.6 mmol/L伴明显口干、口渴。不愿西医治疗，遂于2013年10月23日前来就诊。

查体：舌紫暗有瘀斑，脉弦，右寸不足。

中医诊断：湿毒伏肝经。

给予2型糖尿病药化疗法（降糖2号口服，每日3次；点穴降糖理疗，每月2～4次。3个月为1个疗程），经过1个疗程的标准治疗，患者空腹血糖恢复到6 mmol/L以下，糖化血红白蛋白6.1%。嘱其定时进食，增强运动；定期采用应激疗法，巩固疗效。

点评：为建筑商，经常不规律饮食，导致肠道氨基酸代谢异常，引起升血糖激素异常分泌。治疗过程中让患者注意改善饮食习惯，对于成功完成治疗非常重要。

下面让我们看看不规律饮食为什么能导致糖尿病的吧！

社会现状

国内中式快餐企业“真功夫”联合全国健康教育事业项目推广办公室、世界排名前十的调研公司英德知集团，在京发布了《2011中国白领膳食健康白皮书》。调查以北京、上海、广州、深圳、杭州五地的1500名25～40岁白领为样本。结果显示，近四成白领拥有三种或以上的不良饮食习惯，包括主食摄入不足、荤多素少、常吃油炸食品等。其中，有近四成白领喝水没规律、用餐没规律、经常吃夜宵、很少或不吃早餐等，尤其是不吃早餐的问题非常严重！

不规律饮食的可怕后果

饮食不规律所带来的严重后果非常多，下面以不吃早餐为例进行介绍。

1. 对大脑的危害　虽说脑组织的重量只占人体重的2%～3%，但脑的血流量每分钟约为800 mL，耗氧量每分钟约为45 mL，耗糖量每小时约为5 g。青少年的脑组织正处于发育期，对血氧、葡萄糖的需求量比成人还高。如血糖过低，脑的意识活动就会出现障碍，长期如此，势必影响脑的重量和形态发育。

2. 对消化系统的危害　正常情况下，头天晚上吃的食物经过6小时左右就从胃里排空进入肠道。第二天若不进食早餐，胃酸及胃内的各种消化酶就会去“消化”胃的黏膜层。长此以往，细胞分泌黏液的正常功能就会遭到破坏，很容易造成胃溃疡及十二指肠溃疡等消化系统疾病。

3. 造成动脉硬化且更易导致肥胖　有不少青少年学生是怕长胖而不吃早餐的，这种做法毫无科学道理。人体对热量的需求是有标准的，不吃早餐势必加大中、晚餐的进食量。而晚餐后一般运动量较小，更容易造成脂肪积累而导致肥胖。另外，长期不吃早餐还会使胆固醇、脂蛋白沉积于血管内壁，导致血管硬化。

4. 让人反应迟钝　早饭是大脑活动的能量之源，如果没有进食早餐，体内无法供应足够的血糖以供消耗，便会感到倦怠、疲劳、脑力无法集中、精神不振、反应迟钝。

5. 慢性病可能“上”身　不吃早餐，饥肠辘辘地开始一天的工作，身体为了取得动力，会动用甲状腺、副甲状腺、脑下垂体之类的腺体去燃烧组织，除了造成腺体亢进之外，更会使得体质变酸，患上慢性病。

6. 便秘　在三餐定时的情况下，人体内会自然产生胃-结肠反射现象，简单说就是促进排便。若不吃早餐成习惯，长期可能造成胃-结肠反射作用失调，于是产生便秘。

而有些老百姓存在的一个共同误区在于，糖尿病患者血糖高，所以饮食上需要控制，要尽量少吃，所以索性就把早餐从生活中省去了。其实不然，经常不吃早餐的人，恰好是糖尿病所青睐的对象。

紊乱的饮食结构可以导致糖尿病

日本科学家进行的动物实验证实，饮食不规律会打乱胰岛素分泌的节奏，进而令肝脏的“生物钟”节律紊乱，使肝脏代谢功能减退，原本应被消耗、排泄的物质会转变为脂肪堆积在内脏中，造成脏器对胰岛素敏感度下降，糖利用降低。

美国科罗拉多大学医学院的托马斯博士通过一项小规模的新研究发现：每天都吃早饭有助于体重超重的女性降低她们患上糖尿病的风险。当女性漏过一顿早餐时，体内就会产生胰岛素抵抗，也就是需要分泌更多的胰岛素将血糖控制在正常范围内。当这种状况成为长期现象时，就会成为糖尿病的诱发因素。

而饮食无规律、暴饮暴食，实际上就等于经常进行糖耐量试验，频繁影响胰岛素的正常分泌，加重胰腺的负荷。那么时间一长，胰腺β细胞在被长期摧残的情况下，最终不堪重负，再也不能有效地完成本职工作，不能及时分泌足够的胰岛素，导致糖尿病。

伏病学说认为，紊食的生活方式会导致消化道黏膜损伤，引起十二指肠黏膜及空肠等处胃泌素细胞（G细胞）和促胰液素细胞（胰泌素细胞、S细胞）免疫损伤，导致包括胃泌素、胰泌素、胃抑肽、肠血管活性肽异常表达，以及α-葡萄糖苷酶活性异常表达，进而导致胰岛素异常分泌，升血糖激素反馈性异常分泌，出现血糖调控的内分泌紊乱，引起糖耐量异常，最终导致2型糖尿病。

健康小贴士

早餐所能够提供给人的能量约占每天总量的30%。在我们的日常生活中，贪吃不对，但是不吃也不行！我们只有在早餐时吃饱，才有能量支持有效的工作和学习。不管平常工作、学习多忙，每天早晨都需要早餐安慰一下自己的“胃”，然后再开始工作和学习，正所谓身体是革命的本钱，磨刀不误砍柴工！

对于糖尿病患者，早餐提倡清淡可口，推荐常用组合如下。

1. 薏米粥＋小菜（如芹菜、胡萝卜）＋馒头
2. 南瓜粥＋凉拌黄花菜
3. 馒头＋果仁菠菜＋豆浆

4. 水煮蛋+红薯粥+腐竹鲜菇
5. 扁豆山药粥+丝瓜炒蛋+花卷
6. 玉米粥+菜包+脱脂牛奶
7. 薏米仁粥+木须肉炒蛋+豆浆

第六节 饮料喝多了可能引发糖尿病，你知道吗？

案例纪实

陈某，女，17岁，高中生。糖尿病确诊6个月，目前采用胰岛素泵治疗，每天24 U。来诊时随机血糖26.2 mmol/L，糖化血红蛋白12.4%，糖化血清白蛋白46.4%。伴有眼睛干涩，学习压力较大，睡眠时间较晚，每天夜里12点后方能休息。运动缺乏，好食牛奶与甜食，喜饮料。祖母有糖尿病史，父母均未出现糖尿病。为求中医治疗，于2016年1月23日来诊。

查体：舌淡有芒刺点，中间略凹陷，苔薄腻。脉躁，左寸细内斜，左关滑，左尺不足，右寸长滑。

中医诊断：湿毒伏心经。

由于居住外地，仅采用中药“降糖3号”口服，配合胰岛素泵注射治疗。经治3个月，糖化血红蛋白8.9%，糖化血清白蛋白23.3%，空腹血糖4.39 mmol/L。之后开始要求住在上海，采用药化治疗：降糖3号，每日3次，每次10 g；点穴降糖理疗，每周5次；配合伏病拉筋、伏病太极运动治疗；采用素食，一日三餐。3个月为1个疗程。经治2个疗程的治疗，去掉胰岛素泵，采用短效胰岛素早6 U、晚6 U注射，配合降糖3号口服中药治疗，血糖控制在正常范围内，效果显著，现仍间断治疗中。

点评：陈同学因为父亲反对，不愿意采用气化疗法（伏病辟谷疗法），仅采用中药、理疗、运动疗法、素食等中医整体治疗手段，就取得了满意疗效。此病例揭示了一个非常重要的临床现象，即一部分被诊断为1型糖尿病的孩子，经过标准治疗后，仍能摆脱胰岛素依赖，摆脱糖尿病的终生威胁。

我印象最深刻的是一个14岁的美籍华人女孩，非常勇敢地接受了药化和气化治疗，仅仅1个月就完全停止了胰岛素注射治疗，仅采用中药就能实现血糖的正常控制。这可能是一条值得探索的治疗糖尿病患者的正确之路，目前我们也在展开深入研究中。

危机事件

美国人乔治·普莱尔为了向世人展示可口可乐对人类身体有多大危害，在50岁那年接受了一项特殊的"可乐餐"挑战——3个月内每天喝下10罐可乐。每天10罐可乐的糖分约为350 g，相当于70块方糖的含糖量。结果他的体重从之前的76 kg激增到87 kg，血压同样从129/77 mmHg飙升到145/96 mmHg，肌肉也一去不复返。这些身体指标上的改变大大增加了其患心脏疾病或中风的风险。

在福建省三明市曾经有个25岁的打工青年，每晚总以可乐加饼干当饭吃或当夜宵，结果半年后不幸在工作中无故晕倒，在医院抢救过程中发现其已身患糖尿病。

经常喝饮料的危害

1. 碳酸饮料　碳酸饮料带来的肥胖问题众所周知，其中含有的咖啡因对健康也有负面影响。此外，磷酸会降低钙、铁等多种微量元素的吸收利用，导致骨钙流失。由此看来，碳酸饮料实为最不健康的饮料。

2. 牛奶咖啡饮料　每杯牛奶咖啡所含的热量高达800 cal，含糖约170 g。由于其味道香浓，人们很容易在不知不觉中摄入过多的热量和糖。

3. 柠檬水　很多人容易被这款饮料的名字所骗，市面上包装好的柠檬水通常含有甜味剂、防腐剂和人工色素，而不是真正的柠檬水。

4. 各种味道的汽水　各种味道的汽水饮料大多含有人工甜味剂。

5. 能量饮料　能量饮料的确可以给身体提供能量，但是它含有大量的咖啡因和糖，摄入过多也不利于健康，正常人在一般情况下不需要摄入能量饮料。

6. 运动饮料　大量出汗时，喝点运动饮料补充电解质是非常必要的，但是多数运动饮料同时含有大量的糖和防腐剂，所以在选择的时候一定要看清楚其成分表。

7. 果汁饮料　多数果汁饮料都加入了一定分量的食糖，摄入过多不利于健康。

伏病学说"新"观点

先前我们谈到过：糖尿病的发病原因不是吃"糖"太多，而是糖利用障碍，胰岛素分泌相对不足或绝对不足，糖尿病并不是原因而是结果。然而，前面提到的关于长期喝饮料的危害，其问题的关键仍在于"糖"，因而有些人会片面地认为："对于因为喝可乐而导致糖尿病的问题，这不就是因为吃糖太多导致的吗？"其实不然！

我们日常所喝的各种饮料，尤其是碳酸饮料和调味类的果汁饮料，其在调配的过程中，所含有的糖分确实非常大！而人体内的糖分必须得经过胰岛素分解为能量后，才能够被人体的靶细胞所利用。

对于我们正常人而言，偶尔喝下了一杯浓度较高的糖水，同样可以出现血糖升高、尿液里可以检查出尿糖。但这都是一过性的，和糖尿病患者持续存在的高血糖情况是截然不同的。而经常喜欢喝碳酸饮料、调味饮料、乳类饮料的人群，他们通过饮料所摄取的过多糖分往往不能够直接被人体有效利用，反而会成为内生六浊中的"痰湿"，当"痰湿"因子持续黏附在人体细胞表面，阻碍靶细胞对胰岛素将糖所转化而来的能量有效利用，从而对细胞内的能量工厂——线粒体产生第一次打击！人体靶细胞因为缺糖而出于自我保护的需要，就会发出信号刺激大脑，导致人体胰高血糖素等升血糖激素释放，从而分解人体内的肝糖原、肌糖原，而经过了这个环节，所导致的后果有两种：① 血糖升高，刺激胰岛素分泌，出现胰岛素免疫反应，降低血糖，导致靶细胞缺糖状态继续加重。② 加重人体内生六浊因子，进一步阻碍靶细胞对糖的利用，造成线粒体第二次遭受打击。

当糖尿病的发病"正反环"持续存在之后，必然导致人体代谢系统、神经-内分泌-免疫系统等发生功能紊乱，最终形成2型糖尿病。

所以吃"糖"太多导致糖尿病，仅仅只是看到了表面现象，事实上因为经常喝饮料所摄取的糖分太多，不能够及时被人体细胞所利用，反而转变为了内生六浊，持续影响人体靶细胞对糖的有效利用，从而直接影响到了人体的各个生理系统，这才是"饮料喝多了能够导致糖尿病"的问题关键所在。

健康小贴士

生物在进化过程中，最需要的物质除了生命之源——"水"之外，还有能量。换句话说，人类同其他生物一样，在逐渐进化的过程中，也是不断获得能量的一个过程。糖，是最常见的一种能源物质。对于人类而言，每天维持生命活动所需要的能量，大多都是通过摄取“糖”来实现的。倘若人体所摄取的糖不能被及时有效利用，就会成为其他存在人体内的微生物繁衍致病所需的必备物质。例如大肠杆菌寄生在人体的肠道内，能够帮助人们竞争性抵御致病菌的进攻，同时还能帮助人体合成维生素K_2，与人体是互利共生的关系。然而如果人体所摄取的过量糖分不能够被及时利用而被大肠杆菌所利用，那么大肠杆菌就可以大量繁衍，入侵人体的其他器官，导致各种疾病的发生。

第七节 蛋白质摄入多了引发糖尿病，你知道吗？

案例纪实

关某，男，35岁。2型糖尿病确诊3年。来诊时空腹血糖8.3 mmol/L。患者自诉3年前体检发现空腹血糖7.8 mmol/L，遵医嘱开始服用二甲双胍控制血糖，血糖控制在7 mmol/L左右。近半年来自行停药，自诉血糖水平在8 mmol/L上下波动。今年春节前后眼部发生睑腺炎2次。患者无肉不欢，每日都以动物性食物的摄入为主，伴有高血脂、脂肪肝、肥胖。

查体：舌红，苔薄白，稍腻，稍有芒刺。脉濡稍弦，左尺稍滑，左关滑，左寸不足，右尺弦长细，右关脉滑，右寸稍短散。

中医诊断：痰湿伏脾经。

给予降糖2号口服，每日3次，每次10 g，配合每天运动1万步，以素食为主，连续治疗2个月后，空腹血糖和餐后血糖均恢复正常。嘱其停药，加强运动，注意多素食。嘱其每年应激疗法治疗7天，以长期巩固疗效。

点评：无肉不欢成了目前大多数人的饮食习惯和饮食常态。多数人认为肉、蛋白质是营养的全部，至少是营养的核心。就是这种观念上的认识，导致了目前代谢性疾病发病率的持续攀升。其罪魁祸首不在“蛋白质”，而在于这种健康教育的误导。尤其现在充斥各处的“营养宣教”,大多数都是“商品销售”的变相叫嚣。

本案例恰恰反映了目前太多青壮年对正确营养、健康知识的匮乏,导致了疾病的年轻化,尤其是糖尿病泛滥的现状。

科普常识

蛋白质的形态多种多样,是生命的承载者,由氨基酸与氨基酸之间的氨基和羧基脱水缩合后形成肽链所构成。我们的日常生活中随处可见蛋白质,例如我们的头发、鸟类的羽毛、蜘蛛丝、蛋清等。可以说没有蛋白质,就没有生命。

传统认识

很多老百姓有个共同的误区在于认为“蛋白质就是营养,营养就是高蛋白质”,所以平素通常都喜欢选择蛋白质含量比较高的食物来作为日常保健食品。

例如,曾有产妇在坐月子的时候,为了进补,一天可以吃上7～8个甚至更多的鸡蛋!很多父母为了给孩子在长身体时进补,平常就不停地给孩子吃各种鱼、肉、海鲜。

然而,伴随着每天大量摄取蛋白质,有个可怕的事实摆在我们面前:癌症、心脑血管疾病、糖尿病等发病率正在逐年增加,并且有不断年轻化的趋势!例如在周边比比皆是的肿瘤患者中,相当一部分骨癌患者往往是9～20岁的青少年儿童;糖尿病患者年轻化的趋势也相当明显。

伏病学说“新”观点——高蛋白质并非是“全营养”

营养并非等同于高蛋白质,而是包括了水、维生素、纤维素、矿物质、碳水化合物、脂肪、蛋白质七种,每天我们人体需要最多的营养是水,而不是蛋白质!我们每天需要的水大约是2000～3000 mL,而蛋白质50 g左右也就足够了。

通常情况下,人体每天摄入的蛋白质不应超过总食物摄取量的20%,通常是以12.5%为营养的黄金比例分割点。一旦超过了食物总摄取量的20%,就会转变为人体的毒素。这是因为蛋白质的代谢产物往往是尿酸、尿素、甲硫氨酸等代谢垃圾,也就是人体的内“湿”来源;同时,如果我们摄取了过多的动物性蛋白质,也容易导致人体出现免疫识别紊乱,进而破坏神经-内分泌-免疫系统对人体生理功能的调控,导致内生“火”。

当代人疾病的发生首先从湿火形成开始，首重“脾经”。也就是说，我们当代人所患的各种内生疾病，多数情况下是因为我们平素饮食结构的不合理——过量地摄取了动物性蛋白质，导致内生湿火，引发了人体代谢系统发生紊乱。例如2型糖尿病的发生，通常情况下也是因人体内生湿火导致了小肠氨基酸代谢紊乱，胃泌素细胞（G细胞）和促胰液素细胞（S细胞）之间的比例发生异常为开始。因而，对于初期糖尿病患者，在治疗上清化湿火、改善能量代谢显得至关重要。

人体内生湿火的情况如不能及时纠正，任其发展，那么人体小肠黏膜上的定植菌便会大量凋亡，定植菌内的DNA和RNA便会游离出来和人体自身蛋白相互结合，进入湿毒阶段。此时，2型糖尿病便正式发生。如若继续任其发展而不加以控制，那么很快便会聚湿成痰，火灼血瘀。一旦进入痰瘀互结阶段，此时视网膜变性、脱疽、糖尿病肾病等各种糖尿病并发症便会相继发生，给患者的生活质量带来巨大影响。

健康小贴士

吃“素”并不会营养不良

在临床上，曾有不少患者提出了共同的疑虑：如果只吃素，不吃肉，会不会营养不良？

关于这个问题，我们首先需要搞清楚的是：吃素，我们补充的营养是什么？吃肉，我们补充的营养又是什么？

通常情况下，我们吃素，主要是从蔬菜、水果里补充维生素、纤维素、碳水化合物、水及少许植物性蛋白质；吃肉，多数情况下我们补充的是动物性蛋白质。

在自然界中，蛋白质可分为动物性蛋白质和植物性蛋白质。动物性蛋白质虽然人体吸收快，但却有毒性；植物性蛋白质虽然吸收慢，但是几乎对人体无毒。我们每天从植物性食物中所获取的植物性蛋白质其实已经足以维持人体的新陈代谢，因而并不需要再过多地摄取动物性蛋白质。所以“只吃素，不吃肉，会营养不良”这个说法显然不对。恰恰相反，如果过多地吃肉，反而会因为代谢产物而导致很多内生疾病。

第三章

中药控制糖尿病的秘密

中药控制糖尿病，历史悠久，疗效确切。但是在临床实践中，完全选择中药或者中成药控制糖尿病几乎成为笑柄，成为少数人“吃螃蟹”之举。究其原因在于中医本身，疗效不确切，中药口感差。更深层的原因在于中医对于现代人糖尿病的发病机制没有更深刻的理解和认知，导致中药复方配伍仅仅局限在以“阴虚燥热”为主的思路上，滋阴清火成为主流。而这样的组方，恰恰违背了现代人患糖尿病的基本病因病机，所以效果不佳也就不足为奇了。

对于单味中药如何降糖，它的机制是什么？目前药理研究已经很完善，还是非常有认知的现实价值和意义的。所以我们看看中药控制糖尿病的秘密，会有很多启发。

第一节　地骨皮控制血糖的秘密，你知道吗？

传说典故　历史传承　家庭药膳

话说有一天，慈禧太后觉得胸闷，眼睛模糊，御医诊治无效。有位钱将军对御医们说他母亲也曾患过类似的病，后来一位土郎中挖来枸杞根，洗净后剥下根皮，嘱其煎服而病愈。众御医闻之，便推荐钱将军献方。

慈禧太后知道后，立即诏令钱将军回乡取药。钱将军从家乡取回一大包枸杞根皮，亲自在太医院煎好药汤送至内宫，照护太后用药。几天后，太后眼睛渐渐看得清楚了，精神也好多了，便问钱将军用何种妙药。钱将军忖思，枸杞的"枸"和"狗"同音，为免太后生疑，便择个吉利名字，称为"地骨皮"。太后欣然赞叹："好，我吃了地骨之皮，可与天地长寿！"从此，枸杞根便叫地骨皮了。

地骨皮如何控制糖尿病？

中医学认为，地骨皮味甘，性寒，无毒，归肺、肝、肾经，有凉血止血、清热退蒸、清肺滋阴、清热解毒等功效，能治潮热盗汗、肺热咳喘、吐血、衄血、血淋、消渴、高血压、痈肿、恶疮等病证。

传说典故　**历史传承**　家庭药膳

1.《食疗本草》 可以治疗骨蒸热及消渴病。

2.《神农本草经》 主五内邪气，热中消渴，周痹。

3.《本草新编》 地骨皮虽入肾经而不凉肾，止入骨而凉骨耳。凉肾必至泻肾而伤胃，凉骨反能益骨而生髓。欲退阴虚火动、骨蒸劳热之症，用补阴之药，加地骨皮或五钱或一两，始能凉骨中之髓，而去肾中之热也。

传说典故　历史传承　**家庭药膳**

1. 地骨皮饮(《圣济总录》) 地骨皮50 g、土瓜根50 g、栝楼根50 g、芦根50 g、麦冬100 g，水2000 mL煎煮20分钟，去滓，分次温服，代茶饮用。功效：改善糖尿病口渴和小便多的症状。

2. 枸杞小麦茶(《医心方》) 地骨皮50 g、生石膏50 g、小麦150 g，水1500 mL煎煮，等小麦煮熟，去滓，分次温服，代茶饮用。功效：缓解糖尿病唇干口燥的症状。

3. 地骨皮粥 地骨皮20 g、桑白皮12 g、麦冬10 g、面粉适量。将药材放入沙锅浸泡20分钟，煎20分钟去渣取汁，取面粉调成糊，共煮为稀粥。功效：清肺凉血、生津止渴，适用于糖尿病多饮、身体消瘦者。

4. 地骨皮茶 地骨皮50 g，放入1000 mL水中，用慢火煎至剩500 mL水时即可，代茶饮。可配合维生素。功效：缓解糖尿病之阴虚内热证。

5. 地骨皮麦冬绿茶 地骨皮5 g、麦冬3 g、绿茶叶3 g，沸水冲泡或煮水，代茶饮。功效：缓解糖尿病之阴虚内热证。

为什么地骨皮可以控制糖尿病?

伏病学说认为，地骨皮性寒，入肺、肝、肾经，能有效清除糖尿病患者肺、肝、肾三经里潜伏的火因子，打通肺、肝和肾对胰岛素转化葡萄糖的能量利用通路，提高这些器官对能量的利用。

现代药理研究证实，给家兔灌服地骨皮煎剂，可先使血糖在短时间内升高，然后持久降低，可维持4～8小时。家兔皮下注射浸膏，血糖亦降低。另一种有髯毛的枸杞根的提取物可引起大鼠血糖显著而持久的降低，碳水化合物耐量升高，其降低血糖作用是由于其中含有胍的衍生物。

健康小贴士

在中药学中，有不少药物是源自同一株植物上的不同部位。

1. 地骨皮——枸杞的树根
   枸杞子——枸杞的果实
2. 板蓝根——十字花科植物菘蓝的干燥根
   大青叶——十字花科植物菘蓝的叶子
   青黛——十字花科植物菘蓝的叶子的提取物
3. 金银花——忍冬的花
   忍冬藤——忍冬的藤
4. 麻黄——麻黄的地上部分
   麻黄根——麻黄的干燥根和根茎
5. 桂枝——肉桂树的干燥嫩枝
   肉桂——肉桂树的树皮

6. 附子——植物乌头的子根
乌头——植物乌头的母根
7. 桑叶——桑树的叶子
桑椹——桑树的果实

第二节 桑叶控制血糖的秘密，你知道吗？

传说典故　历史传承　家庭药膳

相传宋代时，严山寺来一游僧，身体瘦弱且胃口极差，每夜一上床入寐就浑身是汗，醒后衣衫尽湿，甚至被单、草席皆湿，20年来多方求医皆无效。

一日，严山寺的监寺和尚知道了游僧的病情后，便说："不要灰心，我有一祖传验方治你的病，保证管用，还不花你分文，也没什么毒，何不试试？"翌日天刚亮，监寺和尚就带着游僧来到桑树下，趁晨露未干时，采摘了一把桑叶带回寺中，叮嘱游僧焙干研末后，每次取2钱，空腹时用米汤冲服，每日1次。连服3日后，缠绵20年的疾病竟然痊愈了。游僧与寺中众和尚无不惊奇，佩服监寺和尚药到病除。

桑叶如何控制糖尿病？

中医学认为，桑叶又称霜桑叶，其味甘、苦，性寒，无毒，归肺、肝经，可疏风清热、清肺止咳、清肝明目，常用于治风热感冒、燥热伤肺、肝阳上亢或肝火目赤肿痛、肝阴不足之眼目昏花。

传说典故　**历史传承**　家庭药膳

1.《本草经疏》　桑叶，甘所以益血，寒所以凉血，甘寒相合，故下气而益阴，是以能主阴虚寒热及因内热出汗。其性兼燥，故又能除脚气水肿，利大小肠，除风。经霜则兼清肃，故又能明目而止渴。

2.《本草求真》　桑叶清肺泻胃，凉血燥湿，祛风明目。

3.《本草备要》　甘、寒，手足阳明之药……代茶止消渴。

传说典故　历史传承　**家庭药膳**

1. 桑叶茶(《急救方》)　霜降后桑叶5 g，开水反复冲泡当茶饮。功效：改善糖尿病微循环损伤引起的手足麻木。

2. 凉拌桑叶菜　选择较幼嫩的桑叶(去掉叶柄)，洗净切丝，放入开水锅内焯一下，用凉开水过凉，沥干水分，加入精盐、蒜泥、香油，拌匀即可食用。功效同上。

3. 桑叶杜仲茶　老桑叶9 g、杜仲9 g，煮水代茶饮。功效：降血糖，同时防治糖尿病、心脑血管并发症。

4. 鲜桑粥　鲜桑叶100 g、糯米100 g，加水煮成粥食用，长期食用有稳定的降血糖及改善微循环的作用。

5. 生津茶　青果5个，金石斛、甘菊、竹茹各6 g，麦冬、桑叶各6 g，鲜藕10片，黄梨2个，荸荠5个，鲜芦根2支，水煎代茶饮，每日1剂。功效：养阴生津，降血糖，同时改善糖尿病的微循环。

为什么桑叶能够控制糖尿病？

伏病学说认为，桑叶味甘、苦，性寒，入肺、肝经，能有效清除糖尿病患者肺、肝两条经脉里潜伏的火因子，尤其对火因子引起的血液流变学异常有改善作用，打通肺、肝对胰岛素转化葡萄糖的能量利用通路，提高这些器官对能量的利用，从而改善糖尿病患者的病情。

现代药理研究认为，桑叶对脱皮固酮与四氧嘧啶引起的大鼠糖尿病，或肾上腺素、胰高血糖素、抗胰岛素血清引起的小鼠高血糖症，均有降血糖作用。这可能是因为桑叶中所含的某些氨基酸能刺激胰岛素的分泌以降低血糖。

健康小贴士

桑叶，一般取自霜降之后者为佳。桑叶被誉为“植物之王”，素有“人参热补，桑叶清补”一说，也是自然界中少有的能够集降压、降糖、降脂于一体的药食同源的食物之一。

第三节 天花粉控制血糖的秘密，你知道吗？

传说典故 历史传承 家庭药膳

天花粉在古代医学典籍中多有记载。早在2000年前的《神农本草经》中就有采用天花粉入药的记载，称它味苦、寒，主消渴身热、烦满大热、补虚。唐代孙思邈的《千金翼方》载天花粉有“通月水”的功能。

为什么称栝楼根为天花粉？明代陈嘉谟认为：“栝楼根名天花粉，内有花纹天然而成，故名之。”李时珍认为：“其根作粉，洁白如雪，故谓之天花粉。”

天花粉如何控制糖尿病？

中医学认为，天花粉其味甘、微苦、酸，性微寒，无毒，归肺、胃经，可清热生津、消肿排脓，常用于热病烦渴、肺热燥咳、内热消渴、疮疡肿毒。

传说典故 **历史传承** 家庭药膳

1.《神农本草经》 主消渴，身热，烦满，大热，补虚安中，续绝伤。

2.《本草纲目》 栝楼根，味甘微苦酸，酸能生津，故能止渴润枯，微苦降火，甘不伤胃，昔人只言其苦寒，似未深察。

3.《本草汇言》 天花粉，退五脏郁热，如心火盛而舌干口燥，肺火盛而咽肿喉痹，脾火盛而口舌齿肿，痰火盛而咳嗽不宁……又其性甘寒，善能治渴，从补药而治虚渴，从凉药而治火渴，从气药而治郁渴，从血药而治烦渴，乃治渴之要药也。

传说典故 历史传承 家庭药膳

1. 玉壶茶(《仁斋直指方》) 天花粉5 g、人参1 g，水1000 mL煮20分钟，去渣分次温服，代茶饮。可益气生津，改善糖尿病患者口渴、乏力等症状。

2. 天花粉粥 天花粉20 g、粳米100 g。先取天花粉浸泡15分钟，文火煮20分钟，去渣取汁，再加入粳米煮粥，粥成后分2次早晚温服。可清泻肺热、止渴生津，多用于治疗糖尿病阴虚口渴者。

3. 天花粉茶 天花粉10 g、绿茶3 g，用300 mL开水冲泡后饮用，可适当加冰糖。有生津止渴、降火润燥的作用，可改善糖尿病患者阴虚口渴的症状。

4. 天花粉猪胰丸 天花粉、葛粉各30 g，猪胰1个。先将猪胰切片煮水，调天花粉、葛粉成小丸或糊，每天一个猪胰，分3次服，可治疗糖尿病患者多饮多食的症状。

5. 天花粉散 天花粉适量，去掉外皮，切成薄片，用清水浸泡5天，每天换水1次。在5天后将天花粉片取出晒干，捣成碎末，磨成细粉，每次取6 g，用开水送服或加入到米粥中服食，每日可服3次。有清热生津的功效，适合于口渴欲饮、小便量多、口干者。

6. 兔肉山药羹 兔肉500 g，山药、天花粉各60 g。将兔肉切成小块，将山药和天花粉洗净，切成薄片，与兔肉块一起入锅，加适量的清水用小火炖煮，至兔肉烂熟即成，可随意服用。有养阴益气、生津止渴的功效，适用于饮多、尿多而黄、消瘦、烦热者。

7. 天花粉麦冬饮 天花粉、麦冬各15 g，石膏30 g，加水煎服，每日3～5次，代茶饮。适用于消渴病肺胃邪热炽盛，津液耗伤致口渴、多饮、多食者。

8. 天花粉瓜皮汤 天花粉15 g，冬瓜皮、西瓜皮各50 g，水煎服。可生津止渴、祛除内热，治疗口渴多饮型糖尿病。

9. 天花粉南瓜茶 天花粉、南瓜粉等量，研成粉末，每次取10 g，沸水冲泡代茶饮。可清热滋阴、生津止渴，改善糖尿病之口渴、多尿、多食善饥等症状。

为什么天花粉可以控制糖尿病？

伏病学说认为，天花粉味甘、苦、酸，微寒，入肺、胃经，能有效清除糖尿病患者肺、胃两条经里潜伏的湿火因子、湿毒因子，改善胰岛素抵抗；同时能够补充人体阴津，打通肺、胃对胰岛素转化葡萄糖的能量利用通路，提高这些器官对能量的利用，从而改善糖尿病患者的病情。

现代药理研究认为，天花粉煎剂有降血糖的作用。但是天花粉蛋白有较强的抗原性，常见副作用有发热、头痛、皮疹、咽喉痛、颈项活动不利等，偶见神经性血管性水肿、血压下降、心率异常、肝脾大等。

第四节 黄连控制血糖的秘密，你知道吗？

传说典故　历史传承　家庭药膳

传说古时候在四川大巴山深处，有一个青年帮助老中医照料药园。一年冬天，他在后山坡偶然发现一朵黄绿色的小花，迎着凛冽的寒风独自开放。他好奇地把它连根挖出，移栽在药园子里。从此他经常浇水施肥，这株小草长得枝叶繁茂。

老中医的女儿名叫桂花，有一天她得了急病，怕冷、发烧、大便带脓血、便次增多，仅仅两三天就神志不清了。这时老医生外出行医未归，小伙子十分焦急。他突然想起有一次喉咙痛，摘下园里那棵小花的一两片叶子嚼了嚼，喉咙竟不痛了。他急忙从园子里拔了一棵，熬水送给桂花喝了，桂花的病渐渐好起来。老中医回来后连声称赞说："看来这黄绿花的小草清热、燥湿、解毒的功效真强！"这位青年姓黄名连，后人为了纪念他，便把这种小草定名为黄连。

黄连如何控制糖尿病？

中医学认为，黄连其味苦，性寒、无毒，归心、肝、胃、大肠经，可清除肠胃湿热、湿毒、杀虫，治疗心肝火毒所致的热盛心烦、痞满呕逆、吐血、衄血、下血、消渴、咽喉肿痛、火眼、口疮、痈疽疮毒、湿疹等。

传说典故　**历史传承**　家庭药膳

1.**《名医别录》**　主治五脏冷热，久下泄澼、脓血，止消渴、大惊，除水，利骨，调胃厚肠，益胆，治口疮。

2.**《本草纲目》**　黄连大苦大寒，用之降火燥湿，中病即当止……治消渴，用酒蒸黄连。

传说典故　历史传承　**家庭药膳**

1. **黄连冬瓜饮（《近效方》）**　冬瓜1个，黄连250 g。上截冬瓜头去穰，入黄连末，火中煨之，候黄连熟，布绞取汁。一服一大盏，日再服，服两三个瓜，适用于治疗糖尿病的多饮多尿症者。

2. **黄连石斛粥**　黄连10 g，石斛30 g，天花粉50 g，大米100 g，鸭汁适量。将黄连、石斛和天花粉片一起入锅，加适量的清水，先用大火煮沸，再用小火煎煮30分钟，去渣取汁。再将大米入锅，加此药汁熬煮至大米烂熟，调入鸭汁，再煮一二沸即成，分早晚服用。本品有清胃泻火、生津止渴的功效，适用于口干口渴、口舌糜烂、大便燥结等胃热火盛症状的糖尿病患者。

3. **黄连冬瓜子汤**　黄连5 g、冬瓜子30 g、麦冬15 g，水煎服。适用于糖尿病口渴多尿者。

4. 黄连山药排骨汤 黄连10 g、山药25 g、排骨100 g，煲汤，食肉喝汤。本品可清热祛湿、补益脾肾，适用于糖尿病口渴多尿、易饥饿者。

为什么黄连能够控制糖尿病？

伏病学说认为，黄连苦、寒，入心、肝、胃、大肠经，故能有效清除潜伏在糖尿病患者心、肝、胃、大肠这四条经络的湿火、湿毒因子，改善胰岛素抵抗，增强心、肝、胃、大肠等器官、组织的糖利用。

现代药理研究认为，黄连有降血糖的作用。黄连水煎剂1.0～10.0 g/kg灌胃，可降低正常小鼠的血糖水平；小檗碱50 mg/kg灌胃，给药1～7天，可降低正常小鼠、四氧嘧啶糖尿病小鼠及自发性糖尿病小鼠的血糖水平，也可对抗腹腔注射葡萄糖、肾上腺素引起的血糖升高。

健康小贴士

黄连和黄芩、黄柏并称中药清火“三黄”。黄芩偏于清上焦之火，黄连偏于清中焦脾胃、肠之火，黄柏偏于清下焦之火。

同时，黄连对清心火疗效也比较显著，例如黄连清心丸、泻心汤等。

第五节 苍术控制血糖的秘密，你知道吗？

传说典故 历史传承 家庭药膳

许学士，是人们对宋代医道高明的大医学家许叔微的尊称。相传青年时代的许叔微异常勤奋，每天攻读至深夜才上床入睡。许学士有一个睡前饮酒的习惯，大概是取民谚“睡前一口酒，能活九十九”，以酒养生之意吧！

几年后，他时时感到胃中辘辘作响，胁下疼痛，饮食减少，每过十天半月还会呕吐出一些又苦又酸的胃液来。每到夏天，他的左半身不会出汗，只有右半身出汗。这到底是什么怪病？许叔微陷入深思并四处求治。谁知遍求名医却总不见效，他心中十分苦恼。

于是，许学士摒弃了"医不自治"的信条，开始自我解救。他对自己的病情进行了认真的分析研究，认为主要是由"湿阻胃"引起的。于是，他秉承自己一贯"用药在精"的思想，选用苍术一味为主药，用苍术粉1斤、大枣15枚，生麻油半两调制成小丸，坚持每天服用50粒，之后又逐渐增加剂量，每日服用100～200粒。服药数月后，他的怪病逐渐减轻，直至获得痊愈。

苍术如何控制糖尿病？

中医学认为，苍术其味辛、苦，性温，无毒，归脾、胃、肝经，能健脾燥湿，升清降浊，解郁辟秽，调肝明目，是祛除肝脾伏湿之要药。

传说典故 **历史传承** 家庭药膳

1.《珍珠囊》 能健胃安脾，诸湿肿非此不能除。

2.《玉楸药解》 燥土利水，泄饮消痰，行瘀开郁，去漏，化癖，除癥，理吞酸去腐，辟山川瘴疠，回筋骨之痿软，清溲溺之混浊。

传说典故 历史传承 **家庭药膳**

1. 苍术汤 生黄芪30 g、生地黄30 g、苍术15 g、玄参30 g、葛根15 g、丹参30 g，水煎服，适用于糖尿病气阴两伤夹血瘀证。

2. 苍术蚕茧汤 苍术、蚕茧、黑芝麻各30 g，玄参15 g。水煎服。适用于对糖尿病初期，湿阻经络者。

3. 苍术粥 苍术10 g、党参10 g、茯苓9 g、大米100 g，煲粥食用，每日1次。适用于湿重肥胖型糖尿病。

4. 苍术冬瓜祛湿汤 苍术15 g、泽泻15 g、冬瓜250 g、猪瘦肉500 g，煲汤服。适用于高血糖、高血脂、脂肪肝、肥胖者。

5. 苍术木瓜汤 苍术15 g、木瓜9 g，煮水代茶饮，有健脾祛湿的功效，适用于糖尿病初发者。

为什么苍术能够控制糖尿病？

伏病学说认为，苍术气芳香、味辛苦、性温，入脾、胃、肝经，能够有效祛除潜伏在糖尿病患者脾、胃、肝经中的湿因子，改善脾胃与肝脏的功能，促进糖利用，防治糖尿病。

现代药理研究认为，苍术苷对小鼠、大鼠、兔有降血糖作用，同时可降低肌糖原和肝糖原，抑制糖原生成，使氧耗量降低，血乳酸含量增加。苍术的降血糖作用可能与其对体内巴斯德效应（Pasteur effect）的抑制有关。

健康小贴士

苍术以出产于江苏的品种为道地药材。中医学认为，苍术归肝经，能够养肝明目。现代药理研究表明，苍术富含维生素A，对于视力的保护很有帮助，故而用于防治糖尿病后期出现的黄斑变性、视网膜血管瘀堵导致的失明也很有帮助！

第六节 黄芪控制血糖的秘密，你知道吗？

传说典故 历史传承 家庭药膳

相传古时候有一位善良的老人，名叫戴糁。他善于针灸治疗术，为人厚道，待人谦和，一生乐于救助他人。后来老人由于救坠崖儿童而身亡。老人形瘦，面肌淡黄，人们以尊老之称而敬呼之“黄耆”。老人去世后，人们为了纪念他，便将老人墓旁生长的一种味甜且具有补中益气、止汗、利水消肿、除毒生肌作用的草药称为“黄芪”，并用它救治了很多患者，在民间广为流传。

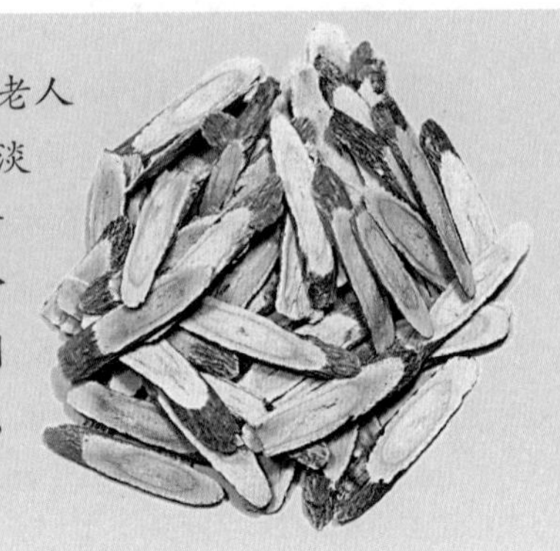

黄芪如何控制糖尿病？

中医学认为，黄芪味甘，性微温，无毒，归脾、肺、肾经，可以补气固表、托毒排脓、利尿生肌，治疗因伏邪较重损伤清气而引起的气虚下陷、卫气不固、邪气难透。

传说典故　**历史传承**　家庭药膳

1.**《本草正义》**　黄芪，补益中土，温养脾胃，凡中气不振、脾土虚弱、清气下陷者最宜。其皮直达人之肤表肌肉，固护卫阳，充实表分，是其专长，所以表虚诸病最为神剂。

2.**《本草备要》**　黄芪，生用固表，无汗能发，有汗能止；炙用补中，益元气，壮脾胃。生血，生肌，排脓内托，疮痈圣药。痘症不起，阳虚无热者宜之。

传说典故　历史传承　**家庭药膳**

1. **黄芪汤**　口渴多饮、多汗者，单味水煎服。对糖尿病伴有浮肿、面色黄者，常用防己黄芪汤加葛根，水煎服。

2. **黄芪牛膝丹参汤**　生黄芪60 g、葛根30 g、怀牛膝30 g、石斛30 g、赤芍30 g、丹参20 g，水煎服，治疗糖尿病所致的下肢溃疡或深部血栓。

3. **黄芪茶**　黄芪5～10 g，煮水，代茶饮。或黄芪5 g、枸杞子5 g、红枣2颗，煮水代茶饮。可益气生津，维持血糖稳定。

4. **黄芪山药粥**　黄芪50 g、山药50 g、大米100 g，熬粥食用，可补益脾肾,有助于糖尿病的治疗。

5. 黄芪炖鳖 生黄芪25 g,鳖肉250 g。将鳖肉切块,黄芪纱布包裹,一同置于锅中慢炖,炖至熟烂,食肉饮汤,每日1剂,适用于糖尿病气阴两伤者。

为什么黄芪能够控制糖尿病?

伏病学说认为,黄芪味甘,性微温,入脾、肺、肾经,能够补充这三条经络的经气,增加相关脏腑的功能;同时,黄芪能有效祛除伏病因子,促进机体正常的糖利用,改善糖尿病症状。

现代药理研究认为,家兔口服黄芪,可使血糖明显下降。

健康小贴士

黄芪在临床上选用不同的剂量范围,功效也有所不同。例如:15～30 g,偏重于理气;30～60 g,既可理气也可补气;＞60 g,纯补气。

除了降糖之外,黄芪同样也具有调节血压之功。通常根据黄芪剂量使用的不同,既可升压,也可产生降压效果。例如对于因为"壮火食气"而出现高血压的患者,选用黄芪配伍夏枯草,即可迅速改善患者的情绪、精神和血压情况。

对于肿瘤患者,选用大剂量的黄芪也取其扶正透邪的功效,辅助临床治疗。

第七节 党参控制血糖的秘密,你知道吗?

传说典故 历史传承 家庭药膳

传说吕洞宾和铁拐李两位神仙来到太行山云游,看见四周犹如仙境一般,二仙赞叹不已。当他们走到平顺地界时,忽然看见了一头山猪在山坡上的土里乱拱。二仙童心未泯，想看个究竟。只见山猪拱过的地方，黑土疏松，油光发亮，土里长着一种似豆秧的东西。铁拐李把它放在口中，边嚼边跟着吕洞宾赶路。走过了一程，吕洞宾气喘吁吁，回头再看铁拐李，却神情如常，紧紧跟随。

途中他们遇见一樵夫，便问樵夫这是什么草。樵夫说："这是一种神草。传说古时上党郡有户人家，每晚都隐约听到人的呼叫声，但每次出门看望，却始终不见其人。在一个深夜，主人随声寻觅，终于在离家一里多远的地方发现一株形体和人一样的植物，因其出在上党郡，所以叫党参。"

党参如何控制糖尿病？

中医学认为，党参味甘，性平，无毒，归脾、肺经，可健脾补肺、补气调中、生津止渴。

传说典故 **历史传承** 家庭药膳

1.**《本草从新》** 补中益气，和脾胃，除烦渴。

2.**《中药材手册》** 治虚劳内伤，肠胃中冷，滑泻久痢，气喘烦渴，发热自汗，妇女血崩、胎产诸病。

3.**《本草正义》** 党参力能补脾养胃，润肺生津，健运中气，本与人参不甚相远。其尤可贵者，则健脾运而不燥，滋胃阴而不湿，润肺而不犯寒凉，养血而不偏滋腻，鼓舞清阳，振动中气而无刚燥之弊。

传说典故 历史传承 **家庭药膳**

1. **党参百合鸡** 去骨鸡肉150 g、党参5 g、百合10 g、干山药5 g、罗汉果5 g，蒸煮食用，适用于脾肺气虚生痰湿型糖尿病。

2. 党参苦瓜汤　党参、川芎、白芍、熟地黄各15 g，苦瓜1根。煎汤服用。可益气养阴、养血活血，适用于糖尿病内热重者。

3. 党参黄芪山楂茶　党参、黄芪、山楂各10 g，代茶饮，可补气健脾、控制血糖。

4. 党参黄芪粥　党参、黄芪各10 g，粳米100 g。煲粥食用，对糖尿病有辅助治疗作用。

为什么党参能够控制糖尿病？

伏病学说认为，党参味甘、性平，入脾、肺经，能够有效补充脾肺之清气，增加脾的升清运化、肺的宣发肃降功能，减少体内伏病因子的产生，加强伏病因子的清除，促进糖尿病患者的康复。

现代药理研究认为，党参不仅可降低机体的氧耗量，还可增加机体的供氧量，这种作用可能与药物兴奋中枢等有关。此外，党参对垂体肾上腺皮质系统有一定的兴奋和调节作用，另外还有改善微循环的作用。

健康小贴士

党参和人参都属于补气药，二者的区别在于党参偏重于补中气，而人参偏重于补元气。但因人参的价格比较昂贵，故在临床上若非急需益气固脱的严重情况，在补气方面可以选择大剂量的党参代替人参。

第八节　金樱子控制血糖的秘密，你知道吗？

传说典故　历史传承　家庭药膳

从前有对夫妇，家里有三个儿子，三兄弟婚后唯独老三生了一个儿子。人们都认为生儿子才能传宗接代，所以老三家的儿子自然成了全家的宝贝。老三的儿子样样都很优秀，可是唯独有一点不好就是尿床。就因为他有这个毛病，所以没有姑娘愿意嫁给他。家里人急坏了，他们到处求医问药，但总也不见效。有一天，村里来了位身背药葫芦的老先生，自称可以治好小伙子的病。老先生告诉小伙子的家人，他身上没有可以治疗尿床的药物，不过他可以到南方去采。但去南方采集此种药物具有一定的危险，因为南方到处都是有毒的瘴气。家里人恳求老先生辛苦一趟，老先生也不忍拒绝，于是就只身上路了。三个月后，老人带着药回来了，但不幸的是老人中了瘴气的毒，没过多久就去世了。老人去世的时候只留下了一个葫芦和葫芦上挂着的金黄色缨穗，为了感谢采药的老先生，弟兄三人便把这种药取名叫“金缨”。小伙子服用了老人带回来的药物之后，遗尿的毛病很快就好了。后来，“金缨”又被叫成了“金樱子”。

金樱子如何控制糖尿病?

中医学认为，金樱子味酸、甘、涩，性平，无毒，归肾、膀胱、大肠、脾、肺经，可固精缩尿、涩肠止带、补气收敛，适用于伏邪入肾，伤精耗气者。

传说典故 **历史传承** 家庭药膳

1.《本草正》 止吐血，生津液，收虚汗，敛虚火，益精髓，壮筋骨，补五脏，养气血，平咳嗽，定喘急，疗怔忡惊悸，止脾泄血痢及小水不禁。

2.《蜀本草》 治脾泄下痢，止小便利，涩精气。

传说典故 历史传承 **家庭药膳**

1. 金樱子汤(《闽东本草》) 金樱子去毛、核50 g，水煎服，治男子消渴滑精、女子白带。

2. 金樱子粥 金樱子30 g，粳米100 g。金樱子煮水去渣，再加入粳米煮粥，温服。可固精缩尿，治疗糖尿病多尿者。

3. 金樱子根人参汤 金樱子根、土人参各60 g，水煎服，适用于糖尿病多饮多尿者。

为什么金樱子能够控制糖尿病？

伏病学说认为，金樱子味甘、酸涩，性平，入肾、膀胱、肺、大肠、脾经，能够补益相关经络之气，补虚生津，固涩精气，增加脏腑本身的功能，加强祛除伏病因子的力度，促进糖尿病患者的康复。

现代药理研究认为，金樱子可以抑制糖尿病大鼠肝脏MCP-1、NF-kB蛋白的表达，明显缓解糖尿病大鼠的氧化应激，显著增强其机体抗氧化的能力，为防治糖尿病提供了新的依据。

健康小贴士

现代人通常因经常熬夜而耗损肾阳，容易出现夜尿频多的现象，选择金樱子、覆盆子、菟丝子以温阳固脱，效果较好。

第九节 威灵仙控制血糖的秘密，你知道吗？

传说典故 历史传承 家庭药膳

从前，江南一座大山上有座古寺，名叫威灵寺。寺里有个老和尚，治风湿痹病、骨渣子卡喉很出名。老和尚治病时，总是先焚香念咒，再将香灰倒在一碗水里，让患者喝下。患者喝下香灰水，痛就好了。老和尚说，这是佛菩萨施法救的。因此，他不但骗了不少香火钱，还得到了人们的信任，人们都说威灵寺的佛菩萨有求必应，老和尚是“赛神仙”。其实，老和尚那盛香灰的碗里放的不是一般的茶水，而是一种专治风湿痛、骨渣子卡喉的草药药汤，老和尚每天让一个小和尚在密室里煎这种药。老和尚死后，这个小和尚就成了威灵寺的住持。他大面积种植这种专治风湿和化骨渣子的草药，凡是到威灵寺求医的，小和尚都分文不取。由于这种草药出自威灵寺，治病又像仙草一样灵验，所以大家都叫它“威灵仙”。

威灵仙如何控制血糖?

中医学认为，威灵仙味辛、咸、微苦，性温，有小毒，归肝、膀胱经，可祛风湿，通经络，消痰涎，散癖积，化骨鲠。

传说典故　**历史传承**　家庭药膳

1.**《海上集验方》**　威灵仙，去众风，通十二经脉，疏宣五脏冷脓宿水变病，微利不渴，人服此，四肢轻健，手足温暖，并得清凉。

2.**《本草正义》**　威灵仙，以走窜消克为能事，积湿停痰，血凝气滞，诸实宜之。

传说典故　历史传承　**家庭药膳**

1. **威灵灵脂丸(《普济方》)**　威灵仙(炒)250 g，生川乌头、五灵脂各200 g，为末，和醋成丸，每服7丸，用盐汤下。可改善微循环，适用于糖尿病手足麻痹，时发疼痛。

2. **威灵仙散(《普济方》化铁散)**　威灵仙、楮实子各50 g，研成细末，每次服用12 g，用温酒调下，可以防治糖尿病微循环并发症。

为什么威灵仙能够控制血糖?

伏病学说认为,威灵仙味辛、苦、咸,性温,有小毒,入肝、膀胱经,一方面能打通肝、膀胱等器官吸收利用葡萄糖的通道,另一方面能祛除相关经络里的湿毒、湿瘀因子,能快速有效地增加糖利用,改善胰岛素抵抗,治疗糖尿病。

现代药理研究认为,威灵仙浸剂对正常大鼠有显著增强葡萄糖同化的作用(即给予大鼠大量葡萄糖后,尿糖试验仍为阴性),故有降血糖的作用。

第十节 茯苓控制血糖的秘密,你知道吗?

传说典故　历史传承　家庭药膳

从前有个员外,家里仅有一个女儿,名叫小玲。员外雇了一个壮实的小伙子料理家务,叫小伏。小伏很勤快,员外的女儿暗暗喜欢上了他。不料员外知道后,非常不高兴,便准备把小伏赶走,还把自己的女儿关起来,并托媒许配给一个富家子弟。小伏和小玲得知此事后,两人便一起从家里逃出来,住进一个小村庄。

后来小玲得了风湿病,常常卧床不起,小伏日夜照顾她,二人患难相依。有一天,小伏进山为小玲采药,忽见前面有只野兔,他用箭一射,射中了兔子的后腿,兔子带着伤跑了,小伏紧追不舍,追到一片被砍伐的松林处,兔子忽然不见了。他四处寻找,发现在一棵松树旁,一个球形的东西上插着他的那支箭。于是,小伏拔起箭,发现在棕黑色球体表皮裂口处露出白色的东西。他把这个东西挖回家,做熟了给小玲吃。第二天,小玲就觉得身体舒服多了,小伏非常高兴,就经常挖这些东西给小玲吃,小玲的风湿病也渐渐痊愈了。这种药是小玲和小伏第一次发现的,人们就把它称为"茯苓"。

茯苓如何控制糖尿病?

中医学认为,茯苓味甘、淡,性平,无毒,归心、脾、肺经,能健脾祛湿、益脾和胃、宁心安神。

传说典故 **历史传承** 家庭药膳

1.《名医别录》 止消渴、好睡、大腹、淋沥、膈中痰水、水肿淋结,开胸腑,调脏气,伐肾邪,长阴,益气力,保神守中。

2.《医学启源》 除湿,利腰脐间血,和中益气为主。治溺黄或赤而不利。

3.《用药心法》 茯苓,淡能利窍,甘以助阳,除湿之圣药也。味甘平补阳,益脾逐水,生津导气。

传说典故 历史传承 **家庭药膳**

1. 茯苓黄连丸(《德生堂经验方》) 白茯苓500 g、黄连500 g,碾成粉末,熬天花粉作糊,做丸梧桐子大。每温汤下50丸。治糖尿病中后期,上盛下虚证。

2. 茯苓豆腐 豆腐500 g,茯苓30 g,松子仁40 g,胡萝卜25 g,香菇(鲜)30 g,鸡蛋清40 g。将豆腐以外的材料烧成汤汁,浇在豆腐上,食用。

3. 灵芝茯苓煲龟汤 灵芝50 g,茯苓250 g,草龟2只,生姜3片,黄芪、枸杞子适量。煲汤服,可阴阳双补,适用于糖尿病阴阳两虚者。

4. 茯苓麦冬粥(《太平圣惠方》) 茯苓、麦冬各15 g,粟米100 g。粟米加水煮粥,二药水煎取浓汁,待米半熟时将药汁加入,一同煮熟食,适用于糖尿病口干易饥者。

5. 茯苓山药粥 茯苓、怀山药各5 g,大枣5颗,粳米100 g,加水煮粥服食,适用于糖尿病口干易饥者。

为什么茯苓能够控制糖尿病?

伏病学说认为,茯苓甘淡性平,甘能补益调中,入心、脾、肺经,能补充心、脾、肺的六清之气，还能够祛除潜伏在此三条经络脏腑的伏湿因子，增加相关脏腑对葡萄糖转化能量的利用效率，减少伏病因子的产生，有效防治2型糖尿病。

现代药理研究认为，茯苓提取物有使兔血糖先升高后下降的作用；对2型糖尿病患者有一定的降糖作用；同时有较明显的利尿作用。

健康小贴士

茯苓以产自云南的云苓为道地药材，以花甲子茯苓为稀，乃民间同人参、灵芝、天山雪莲、冬虫夏草等齐名的九大神草之一，与人参、白术、甘草并称为中药四君子。茯苓性味较为平和，对于现代人，因内湿过重导致的泄泻、神疲乏力、口腻等皆可选为日常药膳。

第十一节　玉米须控制血糖的秘密，你知道吗？

传说典故　历史传承　家庭药膳

在古时候，辽东半岛一连几年闹灾荒，能吃的东西都被人吃光了，连种子都没有了，没法种地了。有一天，一个老汉背着半袋种子领着一个妇女挨家发放粮食种子，说："乡亲们，你们把这个像人的牙齿的种子种下去，到秋天就有饱饭吃了。"村里人说："我们没见过这种东西，它叫什么名儿啊？""叫饱米。你们种了它，饱米人吃，饱米杆子可以喂牛，牛吃饱了才能犁地。"

后来，他俩来到骆驼山西边的沟口屯的刘秀才家发放饱米种子，这刘秀才是个讲究礼仪的人，他说："敢问怎么称呼你们二位？"老汉说："俺两口子。"刘秀才边想边说："两口，吕也。莫非您老是大仙吕洞宾？"话刚落地，这老汉与妇女就不见了。

饱米的名字，用了好多年，后来演变成了叫苞米。再后来，又来了荒年，数以万计的人靠苞米渡过了难关。有人提议说："虽然咱们半岛上盛产珍贵的玉石，但在荒年里，苞米可以使人活命，玉石也赶不上苞米珍贵啊！不如将苞米改叫玉米才名副其实，才能表达老百姓对它的感激。"这就是苞米的正名叫玉米的由来。

玉米须如何治疗糖尿病？

中医学认为，玉米须味甘、淡，性平，无毒，归肾、肝、胆、胃经，能利胆退黄，清肝和胃，利尿消肿。

传说典故　**历史传承**　家庭药膳

1.**《岭南采药录》**　玉米须和猪肉煎汤可治糖尿病。又治小便淋沥砂石，苦痛不可忍，煎汤频服。

2.**《现代实用中药》**　为利尿药，对肾脏病、浮肿性疾患、糖尿病等有效。又为胆囊炎、胆石症、肝炎性黄疸等的有效药。

传说典故　历史传承　**家庭药膳**

1. **玉米须茶(《浙江民间草药》)**　玉米须50 g，水煎服，适用于糖尿病湿热重者。

2. **玉贞降糖茶**　玉米须30 g、女贞子30 g、菊花6 g、鲜桑叶6 g或干桑叶3 g，煮水代茶饮，可清热祛湿，泻火解毒，有控制血糖、改善胰岛素抵抗的作用。

3. **玉米须猪肉汤**　玉米须60 g、猪瘦肉250 g或猪胰200 g，煎汤食肉喝汤，每日2次，可适当降血糖。

4. **玉米须海带汤**　玉米须150 g、海带30 g，炖汤服，降糖。

5. 玉桑茶　玉米须、桑叶、麦冬各5～10 g，煮水代茶饮，降糖。

6. 玉荔茶　玉米须3 g、马齿苋3 g、荔枝壳1颗，煮水代茶饮，降糖。

7. 玉米须败酱草茶　玉米须30 g、败酱草15 g，煮水服，适用于糖尿病并发坏疽者。

8. 玉米须玉竹排骨汤　玉米须30 g、玉竹10 g、枸杞子10 g、排骨200 g，煮汤，食肉喝汤，适用于糖尿病中后期患者。

为什么玉米须能够治疗糖尿病？

伏病学说认为，玉米须甘、淡，入肝、胆、肾、胃经，能有效清除潜伏在肝、胆、肾、胃经中的湿火因子，提高这些脏腑对葡萄糖转化能量的利用，改善葡萄糖的吸收效率，防治2型糖尿病。

现代药理研究认为，玉米须的发酵制剂对家兔有非常显著的降血糖作用；另外，玉米须对人或家兔均有利尿作用，可增加氯化物的排出量。

第十二节　车前草控制血糖的秘密，你知道吗？

传说典故　历史传承　家庭药膳

传说西汉时一位叫马武的名将，在一次戍边征战中被敌军围困。时值六月，酷热无雨。由于缺食少水，人马饥渴交加，肚子胀痛，口苦，尿痛血红，点滴艰涩，随军郎中诊断为尿血症，苦于无药，束手无策。

马夫张勇忽然发现他管的三匹马都不尿血了，精神也大为好转，便细心观察马的活动，原来马啃食了附近地面上生长的牛耳形野草。他灵机一动，心想："大概是马吃了这种草治好了病，不妨我也拔些来试试看。”于是他拔了一些草，煎水一连服了几天，感到身体舒服了，小便也正常了。

张勇把这一偶然发现报告给了马武。马武大喜，立即号令全军吃“牛耳草”。几天之后，人和马都治好了。马武问张勇：“牛耳草在什么地方采集到的？”张勇向前一指：“将军，那不是吗？就在大车前面。”马武哈哈大笑：“真乃天助我也，好个车前草！”从此，这草就名叫“车前草”。

车前草如何治疗糖尿病？

中医学认为，车前草味甘、淡，性微寒，无毒，归肾、肝、肺、膀胱经，能清热化痰，利水通淋，渗湿止泻，清肝明目。

传说典故 **历史传承** 家庭药膳

1.**《神农本草经》** 主气癃，止痛，利水道小便，除湿痹。

2.**《雷公炮制药性解》** 主淋沥癃闭，阴茎肿痛，湿疮，泄泻，赤白带浊，血闭难产。

3.**《滇南本草》** 消上焦火热，止水泻。

传说典故 历史传承 **家庭药膳**

1. **车前子茶** 车前子10 g，沸水冲泡15分钟，代茶饮，适用于糖尿病初发或湿火较重者。

2. **车前子米仁粥** 车前子25 g，薏苡仁30 g，粳米100 g。车前子包起来煮水，然后捞起来加入泡好的粳米、薏苡仁煮粥，粥熟即可食用。适用于糖尿病初发或湿火较重者。

3. **车前子茯苓粥** 车前子25 g，茯苓25 g，粳米50 g。车前子包起来煮水，然后捞起来加入泡好的粳米、茯苓煮粥，粥熟即可食用。适用于糖尿病初发或伏湿较重者。

为什么车前草能够治疗糖尿病?

伏病学说认为,车前草甘、淡,微寒,入肝、肾、肺、膀胱经,能够祛除潜伏在肝、肾、肺、膀胱中的湿火、湿毒因子,给伏病因子出路,增加相关脏腑对葡萄糖的吸收、利用率,改善胰岛素抵抗,是防治糖尿病的重要药物。

健康小贴士

著名中药方剂——龙胆泻肝汤,是清利肝胆湿火的代表方,其配伍以“龙胆草+车前草”为核心。车前草除可以药用外,还可用于平素食疗,尤其是对于肝胆实火引发的口苦、目赤、胸胁疼痛、小便色黄、便秘、耳痛等有一定的治疗作用。

第十三节　人参控制血糖的秘密,你知道吗?

传说典故　历史传承　家庭药膳

深秋的一天,两兄弟进山去打猎。进山后,兄弟俩打了不少野物。正当他们继续追捕猎物时,天开始下雪,很快就大雪封山了。没办法,两人只好躲进一个山洞,他们除了在山洞里烧吃野物,还到洞旁边挖些野生植物来充饥。一天,他们发现一种很像人形的东西味道很甜,便挖了许多,当水果吃。不久,他们发觉,这种东西虽然吃了浑身长劲儿,但是多吃会出鼻血。为此,他们每天只吃一点点,不敢多吃。转眼间冬去春来,冰雪消融,兄弟俩扛着许多猎物,高高兴兴地回家了。

村里的人见他们还活着,而且长得又白又胖,感到很奇怪,就问他们在山里吃了些什么。他们简单地介绍了自己的经历，并把带回来的植物根块给大家看。村民们一看，这东西很像人，却不知道它叫什么名字。这时有个长者笑着说："它长得像人，你们两兄弟又亏它相助才得以生还，就叫它'人生'吧！"后来，人们又把"人生"改叫"人参"了。

人参如何控制糖尿病？

中医学认为，人参味甘、微苦，性平，无毒，归脾、肺、心经，能补益元气，固脱生津，安神回阳。

传说典故　**历史传承**　家庭药膳

1.**《名医别录》**　疗肠胃中冷，心腹鼓痛，胸胁逆满，霍乱吐逆，调中，止消渴，通血脉，破坚积，令人不忘。

2.**《医学启源》**　治脾胃阳气不足及肺气短促，补中缓中，泻肺、脾、胃中火邪。

3.**《主治秘要》**　补元气，止泻，生津液。

4.**《药性论》**　主五脏气不足，五劳七伤，虚损瘦弱，吐逆不下食，止霍乱烦闷呕哕，补五脏六腑，保中守神。

传说典故　历史传承　**家庭药膳**

1. **人参茶**　人参10 g，麦冬10 g，枸杞子10 g，煮水代茶饮，可益气养阴，适用于糖尿病中后期患者。

2. **人参散**　人参为末，取3 g用鸡蛋清调服，每日分3次服，适用于糖尿病气阴两伤、体倦乏力者。

3. **人参栝楼丸**　人参、栝楼根各等分，碾成粉末，炼蜜为丸，梧桐子大，每服30丸，用麦冬汤送下，适用于糖尿病口干多饮者。

4. **人参鸡**　人参1支，党参、黄芪、五味子、麦冬各6 g，炖鸡食用，适用于糖尿病气阴两伤、体倦乏力者。

为什么人参能够控制糖尿病？

伏病学说认为，人参味甘、微苦，性平，入脾、肺、心经，故能大补心、脾、肺三脏之气，增加相关脏腑对能量的利用，同时加强机体祛除伏病因子的功能，促进糖尿病的恢复。

现代药理研究认为，人参对因肾上腺素引起的高血糖动物有降低血糖的作用。对糖尿病患者除能改善自觉症状外，还有轻微的降血糖作用，并与胰岛素有协同作用。

健康小贴士

人参是中华民间九大神草之一，又是东北三宝之一。目前市场上常见的人参品种有野山参、生晒参、移植参等，其中又以野山参为参中极品。

第十四节 麦冬控制血糖的秘密，你知道吗？

传说典故　历史传承　家庭药膳

据《十州记》载，在秦始皇时代，有一只乌衔来一株草，绿叶像韭菜，淡紫色的花瓣与绿叶相映，煞是雅致。秦始皇便派人问鬼谷子此为何草。据说鬼谷子擅长养性持身，精通医术，见此草便说："此乃东海瀛州上的不死之药。人死后三天，用其草盖其身，当时即活，一株草就可救活一人。"秦始皇闻之，遂派方士徐福为使者，带童男童女数千人，乘楼船入东海，以求长生不老之药。秦始皇所欲求得的不死之药，正是中药麦冬。

麦冬如何治疗糖尿病？

中医学认为，麦冬味甘、微苦，性微寒，无毒，归胃、肺、心经，能润肺清心，益胃生津。

传说典故 **历史传承** 家庭药膳

1.《名医别录》 疗身重目黄，心下支满，虚劳客热，口干烦渴，止呕吐，愈痿蹶，强阴益精，消谷调中，保神，定肺气，安五脏，令人肥健。

2.《珍珠囊》 治肺中伏火，生脉保神。

传说典故 历史传承 **家庭药膳**

1. **麦冬党参汤** 党参、麦冬、知母各9 g，竹叶、天花粉各15 g，生地黄12 g，葛根、茯神各6 g，五味子、甘草各3 g。水煎服，适用于糖尿病气阴两伤证。

2. **麦冬乌梅汤** 麦冬、乌梅各50 g，捣碎水煎，去滓温服，每日3次，适用于糖尿病口干多饮、腹满急胀者。

3. **麦冬黄连丸** 黄连30 g、麦冬200 g，捣碎，以生地黄汁、栝楼根汁、牛乳混合，做成丸如梧子大小，一服25丸，渐渐加至30丸，可清热祛湿，养阴生津。

4. **麦冬消渴丸** 把大苦瓜捣成汁，泡麦冬100 g，过夜，麦冬去心捣烂，加黄连研末，做成丸子如梧子大。每服50丸，饭后服，每天服2次，可祛湿降火，控制血糖。

5. **麦冬天花粉饮** 天花粉15 g、麦冬15 g、生石膏30 g，煮水代茶饮，可祛湿生津养阴。

6. **麦冬生地粥** 麦冬、生地黄各10 g，粳米100 g。煮粥食用，适用于口干肺燥型糖尿病。

7. **麦冬芦根汤** 芦根30 g，麦冬15 g，知母12 g。将药物小火煎煮30分钟，取煎液；药渣再加水500 mL，大火煮开后小火煎煮20分钟，去渣取汁。将2次煎煮的药汁混合，每日1剂，分3次服用。此方适用于糖尿病口渴、咽干、多饮者。

为什么麦冬能够治疗糖尿病？

伏病学说认为，麦冬味甘、苦寒，入肺、心、胃经，一方面能祛除心、肺、胃经的伏火因子，另一方面能补充这三条经脉的阴津，加强相关脏腑对胰岛素转化葡萄糖的能量利用，调节影响血糖的激素分泌。

现代药理研究认为，麦冬正丁醇提取物可明显降低正常小鼠的血糖浓度，也能明显抑制由葡萄糖、肾上腺素、四氧嘧啶诱发的小鼠高血糖反应，其作用是通过刺激胰岛素的分泌，抑制葡萄糖在肠道的吸收及抑制肝糖原分解实现的。另外，麦冬还有增加缺氧的耐受性、保护心脏、改善血液动力学的效应。

健康·小·贴士

麦冬能够较好地补充人体阴津，而且是养阴药中少有的养阴不恋邪的药材。中药代表方剂“生脉饮”，就是取其润肺清心、益胃生津之功。

第十五节 淫羊藿控制血糖的秘密，你知道吗？

传说典故 历史传承 家庭药膳

我国南北朝时期，一些牧羊人在放牧中发现，每当羊啃吃一种小草之后，发情的次数特别多，公羊的阳具勃起不软，并且与母羊的交配次数明显增多，交配的时间也延长。

当时的医学家陶弘景听后十分感兴趣，多次随牧羊人一起实地考察，认定这种小草具有壮阳的作用。于是他便以这种小草配入药方，治疗阳痿的患者，服药后果然见效，后来收录在他的中药专著《本草经集注》中。由于这种小草能使羊的淫性增加，故称之为淫羊藿（又名仙灵脾）。

淫羊藿如何治疗糖尿病？

中医学认为，淫羊藿味甘、辛，性温，无毒，归肝、肾经，能补肾壮阳，祛风除湿，散寒通络。

传说典故 **历史传承** 家庭药膳

1.《本草纲目》 淫羊藿，性温不寒，能益精气，真阳不足者宜之。

2.《本草经疏》 淫羊藿，其气温而无毒。本经言寒者，误也。辛以润肾，甘温益阳气，故主阴痿绝阳，益气力，强志。

传说典故 历史传承 **家庭药膳**

1. **淫羊藿茶** 黄芪30 g、淫羊藿12 g、五味子6 g、枸杞子9 g，煎汤代茶饮，适用于糖尿病多饮多尿、伴腰膝酸软者。

2. **淫羊藿粥** 淫羊藿10 g、薏苡仁30 g、枸杞子10 g、大米50 g，煮粥食用，适用于糖尿病湿重、易乏力者。

为什么淫羊藿能够治疗糖尿病？

伏病学说认为，淫羊藿味甘、辛，性温，入肝、肾经，能温补肝、肾二经之阳气，发散经络之伏湿因子，调控影响葡萄糖代谢的相关激素，加强脏腑经络功能的修复，改善胰岛素抵抗，扶正以祛邪，治疗2型糖尿病。

现代药理研究认为，以淫羊藿提取液10 mg/kg给实验性高血糖大鼠灌胃，有明显的降血糖作用，可持续60分钟以上。

健康小贴士

淫羊藿温阳功效较好，且不峻烈，无毒。治疗现代人因为火毒内蕴导致的各种疾病的后期，但见火毒消退，温阳跟进，常可选用本品。

第十六节 黄精控制血糖的秘密，你知道吗？

传说典故 历史传承 家庭药膳

相传明朝时，泰安岱庙南门住着一对中年夫妇，他们生了一个女孩，起名宝珠。宝珠十八岁那年，父母染上了瘟疫，宝珠变卖了所有家产给父母治病。父母的病慢慢好起来，可欠下的债务却无法偿还，宝珠只好到城西地主家做婢女。地主见宝珠模样俊俏，硬要娶她为妾，可宝珠宁死不从，便偷偷跑回家中。地主前来抓人，家人只好把宝珠送进泰山老林里，从此宝珠过起了近似野人的生活。

在山里，宝珠常吃一种像萝卜样的东西。不久，她就觉得走起路来身轻似燕，跳涧越沟如履平川。一天，泰安城有人进山打柴，在扇子崖附近见到一个披头散发的"女妖"，吓得没命地跑回家。消息传开后，泰安知县派衙役捉住了"女妖"，发现正是两年前逃进山里的宝珠。在京的李时珍得知此事后，赶往泰安，探访了宝珠，见到她吃的东西，原来是中药黄精，后来就将黄精和这个故事写进了《本草纲目》。

黄精如何控制糖尿病？

中医学认为，黄精味甘，性平，无毒，归脾、肺、肾经，能养阴润肺、补脾益气、滋肾填精，治阴虚劳嗽、肺燥咳嗽、脾虚乏力、食少口干、消渴、肾亏腰膝酸软、阳痿遗精、耳鸣目暗、须发早白、体虚羸瘦、风癞癣疾。

传说典故 **历史传承** 家庭药膳

1.**《本草便读》** 黄精，为滋腻之品，久服令人不饥，若脾虚有湿者，不宜服之，恐其腻膈也。此药味甘如饴，性平质润，为补养脾阴之正品。

2.《日华子本草》 补五劳七伤，助筋骨，止饥，耐寒暑，益脾胃，润心肺。

传说典故　历史传承　家庭药膳

1. 黄精熟地山药汤 黄精30 g，熟地黄、山药各25 g，天花粉、麦冬各20 g。水煎服，适用于糖尿病肺胃阴虚燥热者。

2. 黄精玉竹山药汤 黄精15 g，山药15 g，知母、玉竹、麦冬各12 g。水煎服，适用于糖尿病气阴两虚者。

3. 黄精山药鸡 黄精30 g、山药50 g、玉竹30 g、白鸽或鸡1只，炖熟食用，适用于糖尿病气阴两虚者。

4. 黄精杞冬茶 黄精、枸杞、麦冬各10 g，煮水代茶饮，适用于糖尿病肺胃伤阴者。

黄精为什么能够控制糖尿病？

伏病学说认为，黄精味甘、性平，入肺、脾、肾经，故能补益肺、脾、肾三脏的元气，加强脏器功能，祛除伏邪，有助于糖尿病的治疗。

现代药理研究认为，以黄精浸膏给兔灌胃，其血糖含量渐次增高，然后降低。黄精浸膏对肾上腺素引起的血糖过高有显著的抑制作用。

健康小贴士

黄精和怀山药二者均可以平补人体三阴，对于养护人体气阴疗效极佳。

第十七节 生地黄控制糖尿病的秘密，你知道吗？

传说典故 历史传承 家庭药膳

在唐代，有一年黄河中下游瘟疫流行，无数百姓失去生命。县太爷来到神农山药王庙祈求神灵的护佑，得到了一株根状的草药，送药人将此药称为“地皇”，意思为皇天赐药，并告诉他神农山北草洼有许多这样的草药。县太爷就命人上山采挖，解救了百姓。瘟疫过后，百姓把它引种到自家门前，因它的颜色发黄，百姓便把它的名字“地皇”叫成“地黄”了。

地黄如何控制糖尿病？

中医学认为，生地黄味甘、苦，性寒，无毒，归心、肝、肾经，能清热生津，滋阴养血，凉血止血，调节心肾。

传说典故 **历史传承** 家庭药膳

1.**《药性赋》** 味甘、苦，性寒，无毒。沉也，阴也。其用有四：凉心火之血热，泻脾土之湿热，止鼻中之血热，除五心之烦热。

2.**《本草发挥》** 生地黄性寒，味苦。凉血补血，补肾水真阴不足，治少阴心热在内。

传说典故 历史传承 **家庭药膳**

1. **生地黄汤** 生地黄15 g、黄连3 g、天门冬12 g，水煎服，每日1剂，可清热滋阴，适用于糖尿病热盛伤阴者。

2. 生地黄粥 鲜生地黄150 g，洗净捣烂取汁。先煮粳米50 g为粥，再加入生地黄汁，稍煮服用。适用于气阴两虚型糖尿病。

3. 生地石膏茶 生地黄30 g、石膏60 g，水煎去渣，温服，适用于糖尿病热重伤阴者。

为什么生地黄能够控制糖尿病？

伏病学说认为，生地黄味甘、苦，性寒，入心、肝、肾经，故能有效祛除潜伏在心、肝、肾三经的火、毒因子，同时可补益脏腑津液，促进脏器功能的改善，增加脏腑对葡萄糖的利用率，有效治疗糖尿病。

现代药理研究认为，生地黄煎剂、浸剂或醇浸膏给家兔灌胃或注射后，能降低正常血糖和由肾上腺素、氯化铵引起的高血糖。

健康小贴士

生地黄，功用清热生津、滋阴养血，是中药材中少数既能够清实火又能够清虚火的好药，最适用于2型糖尿病患者因为燥热而出现的口渴、多尿。同时，生地黄对于因下焦湿热导致的尿痛、尿血也有较好的功效，例如中药方剂——小蓟饮子就是一个代表。

第十八节 灵芝控制血糖的秘密，你知道吗？

传说典故 历史传承 家庭药膳

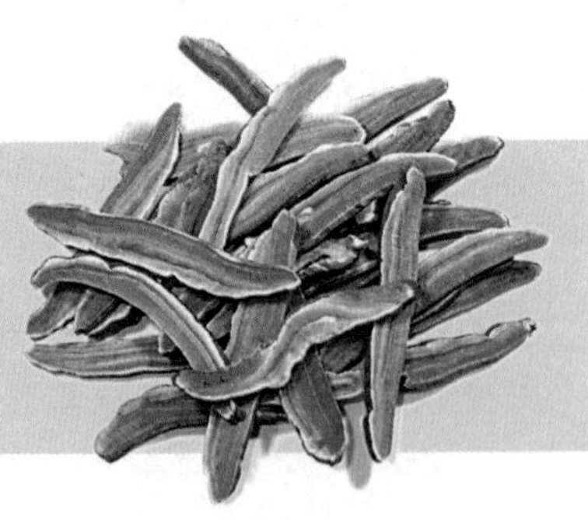

《白蛇传》是中国家喻户晓的民间传奇故事之一，白娘子和小青是修炼成仙的蛇精，和尚法海认为二人是蛇妖，百般破坏白

娘子和许仙的婚姻，唆使许仙于端午节劝白素贞饮雄黄酒，使白素贞现出原形，许仙惊死。白娘子为救夫君，只身前往南极仙翁那里盗仙草。仙翁怜其救夫心切，赠予仙草，救活了许仙。白娘子所盗之仙草，即为灵芝。

灵芝如何治疗糖尿病?

中医学认为，灵芝味甘，性平，无毒，归心、肝、肺、脾、肾经，入五脏五经，故能补肺气，调气血，安心神，健脾胃，益肾气。

传说典故　**历史传承**　家庭药膳

《神农本草经》　紫芝味甘温，主耳聋，利关节，保神益精，坚筋骨，好颜色，久服轻身不老延年。

传说典故　历史传承　**家庭药膳**

1. 灵芝蒸鸡　灵芝30 g、仔鸡1只，蒸至鸡烂熟，饮汤食鸡，适用于糖尿病后期。

2. 灵芝黄芪茶　灵芝、黄芪各等分，研为细末，每次10 g，沸水浸泡饮用，可防治糖尿病并发症。

3. 灵芝山药汤　灵芝15 g、山药30 g，煮汤共食，可防治糖尿病并发症。

为什么灵芝能够治疗糖尿病?

伏病学说认为，灵芝甘、平，归心、肝、肺、脾、肾经，能补益五脏六腑之精气，调和五脏平衡，加强脏腑对葡萄糖的吸收利用能力，改善糖尿病，促进机体恢复。

现代药理研究认为，小鼠腹腔注射赤芝子实体水提液、灵芝多糖A、灵芝多糖B各10 mg/kg、30 mg/kg或100 mg/kg，均有降低血糖的作用，对四氧嘧啶诱发的糖尿病小鼠也有显著的降血糖作用。赤芝孢子粉提取物灌胃，能对抗正常小鼠因静脉注射葡萄糖或肾上腺素引起的高血糖，对四氧嘧啶性糖尿病小鼠有预防和治疗作用，还能改善糖尿病小鼠的糖耐量。

健康·小贴士

灵芝是民间九大神草之一，除了能降血糖之外，还有较好的改善肝功能的作用，故对于肝癌患者尤其适合。

第十九节　丹参控制血糖的秘密，你知道吗？

传说典故　历史传承　家庭药膳

相传很久以前，东海岸边的一个渔村里住着一个叫阿明的青年。阿明从小丧父，与母亲相依为命，因自幼在风浪中长大，练就了一身好水性，人称“小蛟龙”。有一年，阿明的母亲患了妇科病，经常崩漏下血，请了很多大夫都未治愈。正当此时，有人说东海中有个无名岛，岛上生长着一种花为紫蓝色、根呈红色的草药，以这种草药的根煎汤内服，就能治愈其母亲的病。阿明听后喜出望外，便决定去无名岛采药。村里的人听说后，都为阿明捏着一把汗，因为去无名岛的海路不但暗礁林立，而且水流湍急，欲上岛者十有九死，犹过“鬼门关”。但病不宜迟，阿明救母心切，毅然决定出海上岛采药。第二天，阿明就驾船出海了。他凭着高超的水性，绕过了一个个暗礁，冲过了一个个激流险滩，终于闯过“鬼门关”，顺利登上了无名岛。上岸后，他四处寻找那种开着紫蓝色花、根是红色的草药。每找到一棵，便赶快挖出其根，不一会儿就挖了一大捆。返回渔村后，阿明每日按时侍奉母亲服药，母亲的病很快就痊愈了。

村里人对阿明冒死采药为母治病的事非常敬佩，都说这个草药凝结了阿明的一片丹心，便给这种根红的草药取名“丹心”，后来在流传过程中，取其谐音就变成“丹参”了。

丹参如何控制糖尿病？

中医学认为，丹参味苦，性微寒，无毒，归心、肝、心包经，能活血祛瘀，调经止痛，养血安神，凉血消痈。

传说典故　**历史传承**　家庭药膳

1.《本草汇言》　丹参，善治血分，去滞生新，调经顺脉之药也……故《明理论》以丹参一物，而有四物之功。

2.《本草纲目》　活血，通心包络。治疝痛。

3.《名医别录》　主养血，去心腹痼疾、结气，腰脊强，脚痹，除风邪留热。久服利人。

传说典故　历史传承　**家庭药膳**

1. 丹参茶　丹参、黄芪各10 g，煮水代茶饮，可益气活血，防治糖尿病心脑血管并发症。

2. 丹参枸杞黄芪汤　丹参9 g、黄芪15 g、枸杞子12 g，煎汤代茶饮，适用于糖尿病有心脑血管并发症者。

为什么丹参能够控制糖尿病？

伏病学说认为，丹参苦寒，入心、肝、心包经，故能清除潜伏在经络中的瘀毒，增加相关脏器对葡萄糖的吸收效率，改善胰岛素抵抗，同时可加强血液循环，防治诸多并发症。

现代药理研究认为，丹参对全身尤其是心脑血管方面有显著疗效。一方面丹参可以改善外周及内脏的微循环，增加血液流动性；另一方面丹参有抗氧化作用，能显著改善缺糖损伤所致的线粒体氧化磷酸化功能障碍，调节细胞能量代谢，可以有效防治糖尿病并发症。

健康小贴士

丹参素来有“一味丹参，功同四物”之说，其原因在于丹参能够养血宁心安神、活血逐瘀、清热消痈，同中药方剂四物汤的养血活血之功大致相同。临床上，丹参在心血管疾病、妇科月经病方面应用较广。

第二十节 山药能够控制血糖的秘密，你知道吗？

传说典故　历史传承　家庭药膳

古时候，焦作一带有个小国，叫野王国。由于野王国国小势弱，常被一些大国欺负。一年冬天，一个大国派军队入侵，野王国的将士们虽然拼死奋战，但最终因军力不足战败了。

战败的军队逃进了深山，偏又遇到天降大雪，大国的军队封锁了所有的出山道路，欲将野王国的军队困死在山中。大雪纷飞，将士们饥寒交迫，许多人已经奄奄一息。正当绝望之际，有人发现一种植物的根茎吃起来味道还不错，而且这种植物漫山遍野都是。士兵们喜出望外，纷纷挖这种植物的根茎吃。更为神奇的是，吃了这种根茎后，将士们体力大增，就连吃这种植物的藤蔓和叶枝的马也强壮无比。士气大振的野王国军队终于夺回了失地，保住了国家。后来，将士们为纪念这种植物，给它取名“山遇”。随着更多的人食用这种植物，人们发现它具有治病健身的效果，遂将“山遇”改名为“山药”。

山药如何控制糖尿病?

中医学认为,山药味甘,性平,无毒,归脾、肺、肾经,能补脾养肺,固肾益精。

传说典故 **历史传承** 家庭药膳

1.《本草纲目》 益肾气,健脾胃,止泻痢,化痰涎,润皮毛。

2.《本草经读》 山药,能补肾填精,精足则阴强、目明、耳聪。

传说典故 历史传承 **家庭药膳**

1. **山药粥** 生山药60 g,小米50 g。先煮米为粥,山药为糊放入粥内食用。适用于糖尿病脾肾气虚、腰酸乏力、大便溏泄者。

2. **山药米仁粥** 怀山药60 g、薏苡仁30 g,共熬粥服食,适用于各型糖尿病。

3. **山药黄芪茶** 生黄芪30 g、怀山药30 g,煎水代茶饮,对消除糖尿病的相关症状及降血糖、尿糖都有一定疗效。

4. **山药药膳汤** 山药5 g、玉竹10 g、麦冬10 g、枸杞子5 g、鸽子1只,煮熟食用,适用于糖尿病阴虚口渴者。

5. **山药芡实玉米须汤** 山药50 g、芡实20 g、玉米须30 g、猪胰1条,用清水四碗半,煎至一碗左右,日服1次,可健脾祛湿泻火,适合于糖尿病湿火重者。

6. **山药枸杞香菇粥** 怀山药、枸杞子各10 g,香菇、猪胰适量,糙米100 g。加水煮成粥食用,适合2型糖尿病湿火伏太阴脾经者。

为什么山药能够控制糖尿病?

伏病学说认为,山药甘、平,入脾、肺、肾经,能补益肺、脾、肾经精气,加强脏腑功能,促进其对葡萄糖的吸收和利用,同时可增加伏病因子的清除力度,对糖尿病有疗效。

现代药理研究认为，山药可明显降低正常小鼠和四氧嘧啶糖尿病小鼠的血糖，以及肾上腺素引起的小鼠血糖升高。

健康小贴士

现代研究发现，山药含有多种微量元素、丰富的维生素和矿物质，尤其钾的含量较高。山药所含热量相对较低，经常食用，有减肥健美的作用。同时，山药几乎不含脂肪，而且所含的黏蛋白能预防心血管系统的脂肪沉积，防止动脉过早硬化。山药含有的皂苷能够降低胆固醇和三酰甘油，对高血压和高血脂等均有改善作用。

第二十一节　枸杞子控制血糖的秘密，你知道吗？

传说典故　历史传承　家庭药膳

相传战国时，在秦国境内黄河南岸，香山北麓的平原上，有一青年农夫，乳名狗子，以农耕为业，娶妻杞氏。杞氏勤而贤惠，夫妻日出而作，日落而息，奉养老母，倒也勉强度日。

时秦吞并六国，倾国之男丁拓疆征战，狗子被召戍边。等狗子归来，已是满脸须发。路见家乡正闹饥荒，田园荒芜，路人讨吃，饿殍遍地，众乡邻面带菜色，孩子嗷嗷待哺，狗子甚为惶恐，不知老母与妻子现状如何。既到家，见老母发丝如银，神采奕奕，妻子面色红润，不像路人饥饿之状，甚为惊讶，谓妻曰："路见乡邻皆饥，唯母与尔饱满，何也？"妻对曰："尔从军后，吾终日劳作，勉为生计，去今之年，蝗灾涝害，颗粒无收，吾采山间红果与母充饥，方免其饿。"其母曰："吾若非尔媳采红果食之，命已殒矣！"狗子喜泣，对妻更为敬之。邻人闻之，争相采食，谓之枸杞食。

后人发觉狗妻杞氏所采山间红果有滋阴补血、养肺健胃之功效，民间医生采之入药，改其名称“枸杞子”。

枸杞子如何控制糖尿病？

中医学认为，枸杞子味甘，性平，无毒，归肝、肾、肺经，能润肺滋肾，补肝明目。

传说典故　**历史传承**　家庭药膳

1.《本草通玄》　枸杞子，补肾益精，水旺则骨强，而消渴、目昏、腰疼膝痛无不愈矣。按：枸杞平而不热，有补水制火之能，与地黄同功。

2.《本草正》　枸杞，味重而纯，故能补阴，阴中有阳，故能补气。所以滋阴而不致阴衰，助阳而能使阳旺……善补劳伤，尤止消渴，真阴虚而脐腹疼痛不止者，多用神效。

传说典故　历史传承　**家庭药膳**

1. **枸杞子炖兔肉**　枸杞子15 g、兔肉250 g，炖熟，饮汤食兔肉，适用于糖尿病肝肾不足者。

2. **枸杞子粥**　枸杞子15～20 g、粳米50 g，煮粥服用，适用于糖尿病肝肾阴虚者。

3. **枸杞子蒸鸡**　枸杞子15 g、母鸡1只，煮熟食枸杞子、鸡肉并饮汤，适用于糖尿病肾气虚弱者。

4. **枸杞首乌鸡**　枸杞子、何首乌各5 g，龙眼肉5颗，乌鸡1只。炖熟，食肉喝汤，适用于糖尿病肝肾不足者。

为什么枸杞子能够控制糖尿病？

伏病学说认为，枸杞子性味甘、平，入肺、肝、肾经，能补肺、肝、肾三经经气，增加此三经对葡萄糖的吸收效率，且能清除伏邪，有效促进糖尿病的恢复。

现代药理研究认为，枸杞子浸膏6 g/kg，腹腔注射，可使兔血糖2～3小时内降低13%左右。

健康小贴士

枸杞子一般可补益肝肾，常用于泡茶饮或炖汤。现代研究认为，枸杞子含一定量的睾酮等雄激素，故不宜过多食用。

第二十二节 山茱萸控制血糖的秘密，你知道吗？

传说典故　历史传承　家庭药膳

在春秋战国时期，诸侯纷争，战乱频繁。当时太行山一带属赵国，山上村民大都靠采药为生，但必须把采来的名贵中药向赵王进贡。

有一天，一位村民来给赵王进贡药品“山茱萸”，在当时叫“山萸”，谁知赵王见了大怒说：“小小山民敢将此俗物当贡品，岂小看了本王，退回！”这时，一位姓朱的御医急忙走了过去，对赵王说：“山萸是种良药，这位村民听说大王有腰痛痼疾，才特意送来。”赵王却说：“寡人用不着什么山萸。”进贡的村民听后只好退出。朱御医见状忙追出来说：“请把山萸交给我吧！赵王也许终会用上它的。”村民将山萸送给了朱御医。三年后，山萸在朱御医家中长得十分茂盛。他采收、晾干，并保存起来，以备使用。

有一天，赵王旧病复发，腰痛难忍，坐卧不起。朱御医见状，忙用山萸煎汤给赵王治疗。赵王服后，症状大减，三日后逐渐痊愈。赵王问朱御医：“你给我服的是什么药？”朱御医回答：“此药就是当年村民进贡的山萸。”赵王听后大喜，下令大种山萸。有一年，赵王的王妃得了崩漏，赵王传旨，命朱御医配药救治。朱御医当即以山萸为主配制方药，治愈了王妃的病。赵王为表彰朱御医的功绩，就将山萸更名"山朱萸"。后来人们为了表明这是一种草，又将"山朱萸"写成现在的"山茱萸"。

山茱萸如何控制糖尿病？

中医学认为，山茱萸味酸，性微温，无毒，归肝、肾经，能补益肝肾、涩精固脱，用于眩晕耳鸣、腰膝酸痛、阳痿遗精、遗尿尿频、崩漏带下、大汗虚脱、内热消渴。

传说典故 **历史传承** 家庭药膳

1.《雷公炮炙论》 壮元气，秘精。

2.《名医别录》 肠胃风邪，寒热疝瘕，头风，风气去来，鼻塞，目黄，耳聋，面疱，温中，下气，出汗，强阴，益精，安五脏，通九窍，止小便利，明目，强力。

传说典故 历史传承 **家庭药膳**

1. 山茱萸乌梅汤 山茱萸15 g、乌梅10 g、五味子15 g、苍术10 g，水煎服，每日1剂，适用于糖尿病口渴多饮、多尿者。

2. 山茱萸黄芪饮 山茱萸、黄芪各10 g，煮水代茶饮，可治疗糖尿病气阴不足者。

为什么山茱萸能够控制糖尿病？

伏病学说认为，山茱萸味酸性温，入肝、肾二经，故能补益肝、肾二经阴阳之气，有助于恢复经络的功能，增加对葡萄糖的吸收利用，同时可扶正祛邪，促进伏邪的清除，有效治疗糖尿病。

现代药理研究，山茱萸醇提取物对四氧嘧啶和肾上腺素性糖尿病大鼠有明显的降血糖作用，对链脲佐菌素（STZ）所形成的糖尿病大鼠亦有类似作用。

健康小贴士

山茱萸又名山萸肉，较多地应用于补益肝肾方剂之中，例如六味地黄丸、左归丸等。注意：另有一味中药吴茱萸，和山茱萸是两种不同性味、功效差别较大的中药，临床切莫混淆。

第二十三节 玉竹控制血糖的秘密，你知道吗？

传说典故 历史传承 家庭药膳

相传，唐代有一个宫女，因不堪忍受皇帝的蹂躏逃出皇宫，躲入深山老林之中。她无食充饥，便采玉竹为食，久而久之，身体轻盈如燕，皮肤光洁似玉。

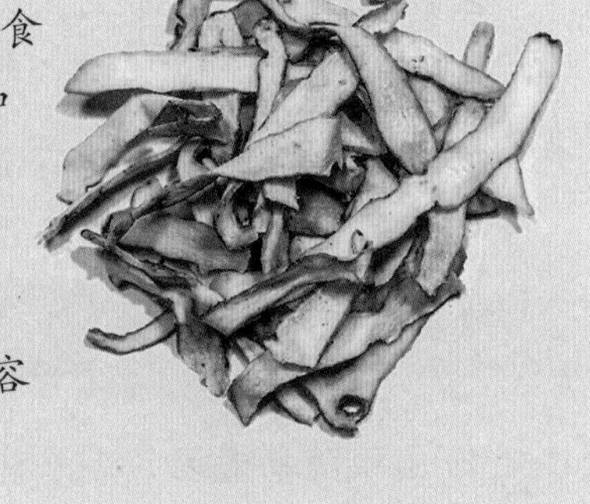

后来宫女与一猎人相遇，结庐深山，生儿育女，到了晚年才与丈夫、子女回到家乡。家乡父老见她依然是当年进宫时的青春容貌，惊叹不已。

玉竹如何控制糖尿病？

中医学认为，玉竹味甘，性平，无毒，归肺、胃经，能滋阴润肺、养胃生津，主燥咳劳嗽、热病阴液耗伤之咽干口渴、内热消渴、阴虚外感、头昏眩晕、筋脉挛痛。

传说典故 **历史传承** 家庭药膳

1.《日华子本草》 除烦闷，止渴，润心肺，补五劳七伤，虚损，腰脚疼痛，天行热狂。

2.《广西中药志》 养阴清肺润燥。治阴虚多汗，燥咳肺痿。

3.《本草纲目》 主风温自汗灼热，及劳疟寒热，脾胃虚乏，男子小便频数，失精，一切虚损。

传说典故 历史传承 **家庭药膳**

1. **沙参玉竹煲老鸭** 沙参30～50 g、玉竹30 g、老雄鸭1只，熟后食肉饮汤，适用于中老年糖尿病患者。

2. **山药玉竹鸽肉汤** 白鸽1只、山药30 g、玉竹20 g，共煮熟，食肉饮汤，适用于阴虚型糖尿病。

3. **麦冬玉竹茶** 麦冬、党参、北沙参、玉竹、花粉各9 g，乌梅、知母、甘草各6 g。共为细末，每服1剂，开水冲代茶饮，适用于阴虚型糖尿病。

4. **玉竹粥** 玉竹15 g、粳米100 g、冰糖少许，煮粥食用，适用于阴虚型糖尿病。

为什么玉竹能够控制糖尿病?

伏病学说认为，玉竹甘、平，入肺、胃经，故补益肺、胃两经阴津，消除潜伏于经络中的湿毒因子，加强肺、胃对葡萄糖的吸收利用，改善胰岛素抵抗，促进糖尿病治疗。

现代药理研究认为，口服玉竹浸膏，血糖先升后降，对肾上腺素引起的高血糖有显著的抑制作用，对葡萄糖、四氧嘧啶引起的大鼠高血糖也有抑制作用。

健康小贴士

玉竹和熟地黄都有较好的养阴功效，但是熟地黄比较滋腻，容易恋邪，而玉竹养阴却不恋邪。同时，玉竹更偏于益胃养阴。

第二十四节 沙棘控制糖尿病的秘密，你知道吗？

传说典故　历史传承　家庭药膳

相传在公元1200年，成吉思汗率兵远征赤峰，由于气候等环境条件十分恶劣，很多士兵都疾病缠身，食欲不振，没有战斗力。一批战马也因过度奔驰而吃不下粮草，体力欠缺，严重影响了部队的战斗力。成吉思汗对此毫无办法，下令将这批战马弃于沙棘林中。待他们凯旋，再次路过那片沙棘林的时候，他们发现被遗弃的战马不但没有死，反而都恢复了往日的神威。将士们惊讶这小小的沙棘竟有如此的神奇功效，便立刻向成吉思汗禀报此事。成吉思汗得知后命令全军将士采摘大量的沙棘果随军携带，并用沙棘的果、叶喂马。不久，士兵们的疾病痊愈，各个食欲大增，身体越来越强壮，而战马更是把粮草吃得干干净净，能跑善驰。此后，道家宗师丘处机根据当地丰富的沙棘资源，以及唐朝医书《月王药诊》中记载的沙棘能增强体力、开胃舒肠、促进消化的功能，为成吉思汗调制出了一种以沙棘为主的药方。成吉思汗视沙棘为"长生天"赐予的灵丹妙药，将其命名为"开胃健脾长寿果"和"圣果"。从此以后，成吉思汗便让御医用沙棘调制成强身健体的药丸，每次征战便随身携带，以抵御疾病，强身健体。成吉思汗年过六旬仍能弯弓射雕，与长期食用沙棘是分不开的。蒙古大军远征欧亚，横扫千军，累立战功，建立起前所未有的强大帝国，沙棘也是有一份功劳的。从成吉思汗开始，沙棘在蒙古民族的生活中便占据了重要的位置。蒙古民族是一个游牧民族，需要有强健的体魄才能在草原恶劣的气候环境中生存。沙棘因其特殊的抵御疾病、强身健体的功效，而在蒙古民族中代代相传，成为成吉思汗子孙们常用的食品和保健品。

沙棘如何控制糖尿病？

中医学认为，沙棘味酸、涩，性温，归肺、脾、胃、肝、心经，能够止咳化痰、健胃消食、活血散瘀，主治咳嗽痰多、肺脓肿、消化不良、食积腹痛、胃痛、肠炎、闭经、跌打瘀肿等。

传说典故　历史传承　家庭药膳

阿胶沙棘方　取阿胶、茯苓、沙棘、猴头菇、米面等食材适量，共煮熟食用，可以健脾养胃、改善吸收功能障碍，有助于糖尿病的治疗。

此外，沙棘果实除鲜食外，还可加工成果汁、果酒、果酱、果脯、果冻、饮料、保健品等。沙棘叶可冲泡代茶饮。

为什么沙棘能够控制糖尿病？

沙棘味酸、涩，性温，归肺、脾、胃、肝、心经。伏病学说认为，能够改善肠胃的消化功能，增加对葡萄糖的吸收利用。同时，沙棘能够促进血液循环，加强体内痰瘀伏邪的清除，能降低血糖与血脂，改善糖尿病并发症。

健康小贴士

沙棘是目前世界上含有天然维生素种类最多的珍贵经济林树种，其维生素C的含量远远高于鲜枣和猕猴桃，从而被誉为天然维生素的宝库。其果实中含有丰富的维生素、脂肪酸、微量元素、亚油素、沙棘黄酮、超氧化物、氨基酸，不仅可以增强免疫力，而且对肠胃疾病、心脑血管疾病也有治疗作用，为药食同源之品。

第二十五节 绞股蓝控制血糖的秘密，你知道吗？

传说典故 历史传承 家庭药膳

朱棣，明太祖朱元璋的第四子，自幼好学，能辞善赋。明朝初期，庶草荒芜，民不聊生。朱棣组织群臣考察可救饥的野生植物414种，证实其花、实、根、干、皮、叶之可食者，分草、木、谷、果、菜五部，逐一绘图说明，取名《救荒本草》。相传绞股蓝就是《救荒本草》中记载的414种野生植物之一。

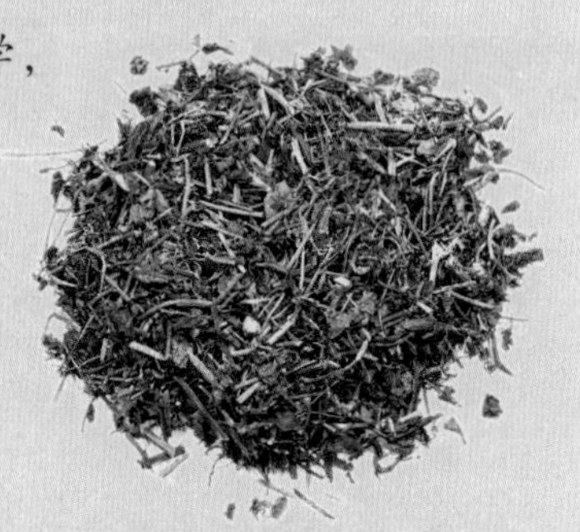

绞股蓝如何控制糖尿病？

中医学认为，绞股蓝味甘、苦，性微寒，归肺、脾、肾经，能够益气健脾、补脑安神、化痰止咳、清热解毒，可治疗白细胞减少症、高脂血症、糖尿病、病毒性肝炎、慢性胃肠炎、慢性气管炎等。

传说典故 历史传承 家庭药膳

《救荒本草》 绞股蓝，生田野中，延蔓而生，叶似小蓝叶，短小较薄，边有锯齿，又似痢见草，叶亦软，淡绿五叶攒生一处，开小花，黄色，亦有开白花者，结子如豌豆大，生则青色，熟则紫黑色，叶味甜。

传说典故 历史传承 家庭药膳

1. 绞股蓝茶 绞股蓝30～50 g，加水1000 mL，煎15分钟，取汁即可，分多次代茶饮用。或取绞股蓝15 g冲茶至味淡。可用于防治糖尿病、疲劳、高脂血症等。

2. 绞股蓝粥 绞股蓝15 g，红枣15枚，粳米100 g。将绞股蓝拣去杂质，晒干或烘干，研成极细末，备用，将红枣、粳米淘洗干净，同入砂锅中，加水煨煮成稠粥，加绞股蓝细末拌和均匀，改用小火继续煨煮10分钟即成。适用于肝肾阴虚型糖尿病、肝风内动型高血压。

为什么绞股蓝可以控制糖尿病？

伏病学说认为，绞股蓝味苦、微甘，性凉，归肺、脾、肾经，可以保护和增强机体内分泌—免疫器官，维持内分泌系统的正常功能，同时可以提高胰岛素的敏感度，清除肺、脾、肾三经之湿火毒伏邪。

健康小贴士

绞股蓝目前常用于治疗“三高”，尤其是对高血脂、高血糖有显著疗效，是其他药食难以替代的。我国从1984年开始对绞股蓝进行分布调查、资源开发等工作。经过药理、毒理及临床证明，绞股蓝具有“适应源”样功能，对多种癌细胞有显著的抑制作用；此外，绞股蓝还有降血脂、降血压、降血糖、镇静、催眠、抗紧张、抗溃疡、抗疲劳、延长细胞寿命以及增进食欲、增强抵抗力、通畅大便、平喘止咳、消痔、减肥、抑制胆结石形成、防治糖皮质激素副作用、抗衰老等多种功效。

第二十六节 肉苁蓉控制血糖的秘密，你知道吗？

传说典故 历史传承 家庭药膳

传说中，肉苁蓉是天神派神马赐给成吉思汗的神物。历史上著名的“十三翼之战”是铁木真统一蒙古草原各部时的一次重要战役。金明昌

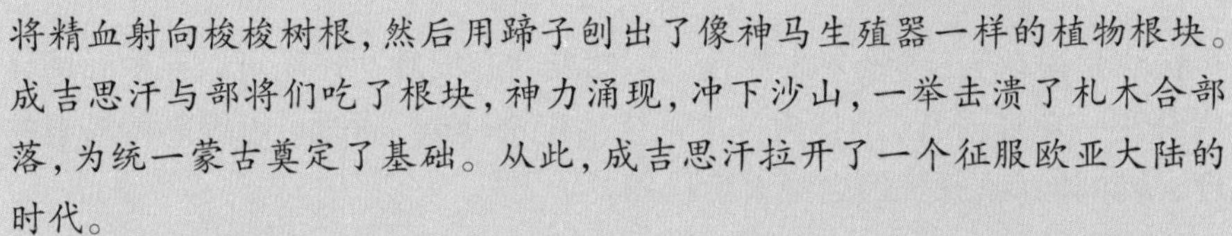

元年(1190年),铁木真的结拜兄弟札木合因嫉恨铁木真的强大,联合泰赤乌等十三部共三万人进攻铁木真。铁木真得报后,集结部众三万人,组成十三翼(营)迎敌。双方大战,铁木真失利,被困于长满梭梭林的沙山,饥渴难耐,筋疲力尽。札木合当众残忍地将俘虏分七十大锅煮杀,激怒了天神。天神派出神马,神马一跃到成吉思汗前面,仰天长鸣,将精血射向梭梭树根,然后用蹄子刨出了像神马生殖器一样的植物根块。成吉思汗与部将们吃了根块,神力涌现,冲下沙山,一举击溃了札木合部落,为统一蒙古奠定了基础。从此,成吉思汗拉开了一个征服欧亚大陆的时代。

相传是先有的苁蓉后有的沙漠,因为苁蓉吸尽了大地的精华、万物的灵气,才使大地变成了沙漠。肉苁蓉生长于荒漠之中,性温,具有补肾阳气的功效。古代医学著作中已有记载,称"此乃平补之剂,温而不热,补而不峻,暖而不燥,滑而不泄,有从容缓和之貌,故名苁蓉"。

肉苁蓉如何控制糖尿病?

中医学认为,肉苁蓉味甘、咸,性温,归肾、大肠经,具有补肾壮阳、填精补髓、养血润燥、悦色延年等功效,主治阳痿、遗精、白浊、尿频余沥、腰痛脚弱、耳鸣目花、月经衍期、宫寒不孕、肠燥便秘等。

传说典故　**历史传承**　家庭药膳

1.**《神农本草经》** 主五劳七伤,补中,除茎中寒热痛,养五脏,强阴,益精气,妇人癥瘕。

2.**《本草纲目》** 此物补而不峻,故有从容之号。从容,和缓之貌。

3.**《名医别录》** 肉苁蓉,生河西山谷及代郡雁门,五月五日采,阴干。除膀胱邪气、腰痛,止痢。

4.《药性论》 益髓，悦颜色，延年，治女人血崩，壮阳，大补益，主赤白下。

5.《日华子本草》 治男绝阳不兴，女绝阴不产，润五脏，长肌肉，暖腰膝，男子泄精，尿血，遗沥，带下阴痛。

6.《本经逢原》 肉苁蓉，本经主劳伤补中者，是火衰不能生土，非中气之本虚也。治妇人癥瘕者，咸能软坚而走血分也。又苁蓉止泄精遗溺，除茎中热痛，以其能下导虚火也。老人燥结，宜煮粥食之。

传说典故 历史传承 家庭药膳

肉苁蓉枸杞粥 肉苁蓉30 g，枸杞子15 g，鹿角胶3 g，粳米150 g。肉苁蓉煎水取汁，与米、枸杞子同煮粥，临熟时下鹿角胶煮至粥熟。适用于糖尿病后期肾阴阳两虚者，可防治并发症。

为什么肉苁蓉可以控制糖尿病？

伏病学说认为，肉苁蓉味甘、咸，性温，归肾、大肠经，具有补肾阳、益精血等功效。肉苁蓉不仅可以调整内分泌，促进代谢，还可提高肾功能，提高免疫力，对降低血糖及改善糖尿病并发症有较好的疗效。

健康小贴士

肉苁蓉素有“沙漠人参”之美誉，具有极高的药用价值，是中国传统的名贵中药材。肉苁蓉可药食两用，长期食用可增加体力、增强耐力以及抵抗疲劳，同时又可以增强人类及动物的性功能及生育能力。肉苁蓉在历史上就被西域各国作为上贡朝廷的珍品，也是历代补肾壮阳类处方中使用频度最高的补益药物之一，属濒危种。

第二十七节 金荞麦控制血糖的秘密，你知道吗？

传说典故　历史传承　家庭药膳

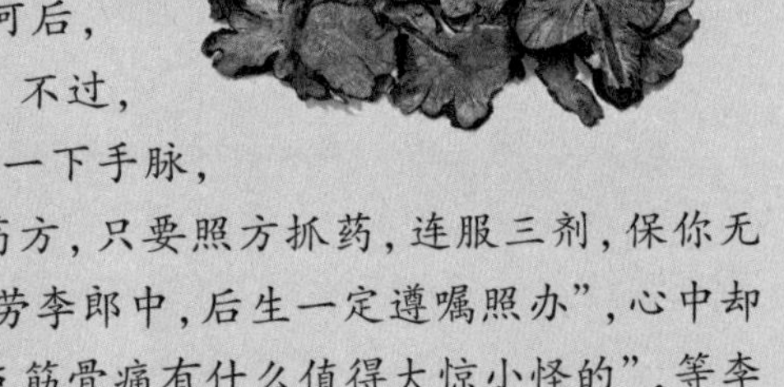

相传李时珍在雨湖对岸的乡间行医的时候，有一天要经过一条小河，可是河床的木板桥却被山水冲垮了。李时珍正担心过不了河的时候，有个五大三粗的年轻人走了过来，说："你不是李大夫吗？来来来，我背你过河。"过河后，李时珍对年轻人说："太感谢你了。不过，在你背我过河的时候，我给你切了一下手脉，发现你筋骨有疾。现在给你一张药方，只要照方抓药，连服三剂，保你无事。"这个年轻人听了，嘴里说"有劳李郎中，后生一定遵嘱照办"，心中却暗想"我的身子健得像头水牛，这点筋骨痛有什么值得大惊小怪的"，等李时珍一走，他就把药方丢了。

半个月后，李时珍行医又来到这里，见河边附近的村里有人在哭泣，就上前去打听。原来，有家穷人的"顶梁柱"病倒了。全家老的老，小的小，生活没着落，成天总是哭。李时珍钻进屋去一看，不禁大吃一惊：床上病倒的正是背他过河的那个年轻人啊！经过询问，才知道这年轻人没照他说的办，小病不诊，才酿成大病。望、闻、问、切之后，他对年轻人说："你这是筋骨病。水边的人，常年风里来、雨里去，干一脚、湿一脚，十有八九会患这种病，严重了就会瘫痪，幸好你的病还可以诊治……"一听说还可以治，左邻右舍的人就议论纷纷。有的说："李大夫，你就费心尽力给他诊吧！"有的说："有用得着我们帮忙的地方你尽量说。穷不帮穷谁帮穷呢？"李时珍见大家热心快肠，心里暖烘烘的，说："这雨湖鲫鱼就是一味好药。它背脊草青，鳃边金黄，尾鳍比一般鲫鱼还要多两根刺，有温中补虚的功效。用它煮金荞麦，然后吃鱼喝汤，不出三天，患者就能起床。"雨湖鲫鱼好办，大家钓几尾就是了。可当时谁也不认识什么是金荞麦呀！李时珍又带人上山挖回金荞麦，并教给他们辨认。这法子果真灵验，那个年轻人的病很快就好了。“金荞麦煮鲫鱼，能治筋骨痛”，就这样代代相传下来了。

金荞麦如何控制糖尿病？

中医学认为，金荞麦味辛、苦，性凉，归肺经，有清热解毒、活血化瘀、健脾利湿的作用，主治肺痈、肺热咳喘、咽喉肿痛、痢疾、风湿痹病、跌打损伤等。

传说典故　历史传承　**家庭药膳**

金荞麦茶　取金荞麦，每次6～12 g，煮水泡茶喝，可降糖、降脂、减肥。

为什么金荞麦能够控制糖尿病？

伏病学说认为，金荞麦辛、苦、凉，能够有效清除人体内生的湿、火、毒因子，改善胃肠道菌群环境，减少胰岛素抵抗，促进细胞对糖的有效利用。

另外，金荞麦有明显的抗癌及抑菌作用，对糖尿病感染有一定的防治作用。

第二十八节　金银花控制血糖的秘密，你知道吗？

传说典故　历史传承　家庭药膳

相传在很久以前，瘟神在世间无恶不作，带给人们很多瘟疫病痛。若要降伏瘟神，唯有居住在蓬莱仙岛的药王，而若要解除瘟神的妖法，唯有一种叫“金藤花”的植物。在一处叫五指岭的地方，有对青梅竹马的恋人，男子叫任冬，女子叫银花，他们为了解救苍生，不惜万里前往蓬莱仙岛请药王出山前来降妖伏魔。然而不幸的是，当他们请出药王之后，任冬却不幸被瘟神给害死了。为此，在降伏了瘟神之后，银花为此非常伤心，她在五指岭上一见任冬的坟墓，想到不久前两人分手时的情景，就忍不住痛哭起来。止不住的泪水如同串串珍珠滴洒在任冬的坟冢上，意想不到的是坟上顿时长出了一丛丛茂密的金藤花蔓，可是银花一点也没觉察到。她太悲痛了，只是痛哭不已，眼泪哭干了，哭出了滴滴鲜血。殷红的鲜血洒在金藤花蔓上，藤蔓上就开出了金灿灿的花朵。到后来，银花实在太悲痛了，便一头碰死在任冬坟前的岩石上。

乡亲们听到银花惨死的消息，无不悲痛万分。大家把她和任冬合葬在一起。合葬刚刚完毕，一个奇迹突然出现了：乡亲们看见整个五指岭漫山遍野都开满了金藤花。花儿金灿灿、银闪闪，一簇簇、一丛丛，光彩夺目，如云似霞。接着，当地凡是患了瘟疫的人喝了金藤花茶，立刻都痊愈了。

等到药王从追赶瘟神的千里之外返回五指岭，听到了银花已经死去的消息，非常惋惜地来到五指岭上。他看到满山盛开的金藤花，对乡亲们说："这些花是任冬和银花的化身哪！"说着，他拿出白玉杯，倒上一杯水，把两朵金藤花放进杯内，只见那两朵花在水中游移不定。药王把杯子端到乡亲们面前说："看，两朵花儿在抖动，是两个年轻人还放心不下啊。"说完他就对着玉杯念了几句，告知说五指岭的乡亲们病都治好了，杯中的花朵立刻安定地直立于杯中。

后来，人们为了纪念银花和任冬这两个为百姓献身的年轻人，就把金藤花叫作"金银花"和"任冬花"，又叫作"忍冬"。为祝愿银花和任冬永远成双成对，也有人把这种花叫作"鸳鸯藤""二花"或"双花"。

金银花如何控制糖尿病?

中医学认为，金银花味甘、微苦、辛，性寒，气味清香，归肺、胃、心、大肠经，具有清热解毒、疏风散热的功效，用于各种热性病，如身热、发疹、发斑、热毒疮痈、咽喉肿痛等，均效果显著。

传说典故 **历史传承** 家庭药膳

1.**《本经逢原》** 金银花，解毒去脓，泻中有补，痈疽溃后之圣药，但气虚脓清、食少便泻者勿用。

2.**《本草纲目》** 金银花久服轻身，延年益寿。

传说典故 历史传承 **家庭药膳**

金银花茶 金银花干品20 g，水300 mL，将金银花漂洗干净后放入壶内，注入开水，盖上盖子，约10分钟左右，茶汤变成淡黄色就可以饮用了。本品可泻火解毒，降血脂，降血糖，降血压。

为什么金银花可以控制糖尿病？

伏病学说认为，金银花性味甘寒、芳香，归心、肺、胃、大肠经，能够有效清除人体心、肺、大肠、胃经中的火、毒因子，帮助调控神经-内分泌-免疫系统处于动态平衡状态，从而帮助和提高人体靶细胞对糖的有效利用。

体外实验表明，金银花和忍冬藤对多种致病菌如金黄色葡萄球菌、溶血性链球菌、大肠杆菌、痢疾杆菌、霍乱弧菌、伤寒杆菌、副伤寒杆菌等均有一定的抑制作用，对肺炎球菌、脑膜炎双球菌、绿脓杆菌、结核杆菌亦有效，因此可用于防治2型糖尿病后期各种感染与并发症。

健康小贴士

在中药学里有很多功效相似的对药，经常在选方用药时配合使用，现举例如下。

1. **用于清热解毒** 金银花和连翘。
2. **用于平肝潜阳** 天麻和钩藤。
3. **用于升阳举陷** 黄芪和升麻。
4. **用于攻毒散结** 全蝎和蜈蚣。
5. **用于重镇安神** 龙骨和牡蛎。

6. 用于理气行气 木香和陈皮。
7. 用于泻下通便 大黄和芒硝。
8. 用于清热泻火 石膏和知母。
9. 用于软坚散结 鳖甲和龟甲。
10. 用于疏风解表 荆芥和防风。

第二十九节 石斛控制血糖的秘密，你知道吗？

传说典故　历史传承　家庭药膳

相传在很久以前，至高无上的太阳神在中国云南傣族泼水节的第三天来到人间体察民情，了解百姓疾苦，给人们带来了新生和希望，为此深受傣族人民的敬仰。当太阳神即将离去的时候，一位美丽的人间女神出现了，她手捧金光灿烂的石斛花跪拜在太阳神面前，将石斛花献给了太阳神。从此，石斛便成了喜庆、吉祥之物。

石斛中以铁皮石斛，即铁皮枫斗为精品。乾隆皇帝独爱用铁皮石斛滋阴养生。大宴群臣，他都是必用铁皮石斛。他文韬武略，精力充沛，博览群书，对养生也有自己独到的见解，“人，阴常不足，阳常有余；阴虚难治，阳虚易补”这句话对乾隆影响很大，而最终也受益匪浅。乾隆在80岁寿宴上，用石斛炖汤宴请2000多名百岁以上老人，希望他们更加长寿。

石斛如何控制糖尿病？

中医学认为，石斛味甘，性微寒，归胃、肾经，具有益胃生津、滋阴清热之功效，常用于热病津伤、口干烦渴、胃阴不足、食少干呕、病后虚热不退、阴虚火旺、骨蒸劳热、目暗不明、筋骨痿软。

传说典故　**历史传承**　家庭药膳

1.**《本草新编》**　石斛，味甘、微苦，性微寒，无毒。不可用竹斛、木斛，用之无功。石斛却惊定志，益精强阴，尤能健脚膝之力，善起痹病，降阴虚之火，大有殊功。

2.**《本草蒙筌》**　石斛，味甘，气平，无毒。多产六安，亦生两广。茎小有节，色黄类金……以酒浸蒸，方宜入剂，却惊定志，益精强阴；壮筋骨，补虚羸，健脚膝，驱冷痹；皮外邪热堪逐，胃中虚火能除；浓肠胃轻身，长肌肉下气。

传说典故　历史传承　**家庭药膳**

1. **铁皮石斛花生米粥**　鲜铁皮石斛20 g、花生米适量、粳米100 g，煮粥食用，可养阴润燥、清热生津、补虚扶羸，适用于脾胃阴虚、咽干津少、咳嗽痰少、便秘、乳汁清稀。

2. **野山花旗参炖石斛**　野山花旗参、铁皮石斛各6 g，蜜枣4枚，适量瘦猪肉或去皮鸡肉。把上述材料一同放入锅内，加沸开水5碗，文火炖足一夜即可饮用。本品可补气生津，益胃养阴。

3. **石斛洋参乌鸡汤**　乌鸡1只，铁皮石斛15 g，西洋参30 g，山楂15 g，姜片、葱段、料酒，盐适量。乌鸡宰杀洗净，斩块；药材洗净；锅内烧开水后放入乌鸡鸡肉煮5分钟，捞出后洗净放入瓦煲，加入上述药材、姜片、葱段、料酒和适量清水，大火煮沸，改小火煲2小时，加盐调味即可。本品可补中益气生津，恢复体力，抗疲劳。

为什么石斛能够控制糖尿病?

伏病学说认为，石斛味甘，性微寒，归胃、肾经，故能补益胃、肾两经阴津，清除潜伏于胃、肾二经中的湿毒因子，加强胃、肾对葡萄糖的吸收与利用，改善胰岛素抵抗。

现代药理研究认为，石斛可显著降低糖尿病模型大鼠血糖、胰高血糖素，增加胰岛素、C肽的分泌，抑制胰岛素的降解，提高胰岛素的敏感指数，抑制游离脂肪酸的分泌。

健康小贴士

唐朝开元年间的道家经典《道藏》称铁皮石斛为“九大仙草之首”。铁皮石斛最补血、精、津，令人精、气、神充足，在提高人体免疫力、抗衰老、降三高、防治糖尿病等方面都有显著的功效。用铁皮石斛入膳，能起到保健养生的效果。

第三十节　冬虫夏草控制血糖的秘密，你知道吗？

传说典故　历史传承　家庭药膳

武则天晚年体衰多病，咳嗽不止，稍感风寒便病情加重，尤其在冬季更不敢轻易走出寝宫。太医为治疗她的病，什么贵重的药品都用过，但是不见多少疗效。

跟随武则天多年的御膳房康师傅看在眼里，急在心上。他记得在家乡时，老年人用冬虫夏草炖鸡滋补身体，便想给武则天做一道试试看。鸡是“发物”，有可能引起老病复发，于是康师傅用鸭子取而代之。鸭子炖好后，康师傅端给武则天品尝。不料武则天见汤里有黑糊糊的似虫非虫的东西，认定是康师傅要害她，欲以谋杀罪处之，但念其以往没有过失，便将其打入了大牢，没有当即问斩。

御膳房的李师傅与康师傅是同乡好友，非常同情康师傅的遭遇。他想只有用冬虫夏草治好武则天的病，才能还康师傅的清白。一天，李师傅一边拔鸭子身上的毛，一边琢磨着怎样用冬虫夏草炖鸭子才能使武则天看不见那黑糊糊的东西。他想来想去，终于想出一个好办法——他扒开鸭子的嘴，将20根冬虫夏草塞进鸭肚子里，再将其放进锅里炖起来。武则天吃了以后，觉得鸭子炖的汤味道鲜美，此后便每天喝两盅冬虫夏草炖的鸭汤。一个多月后，武则天的气色好转，也不再咳嗽了。后来武则天得知该汤是康师傅所做，就吩咐人将康师傅放出来，专门为其做“冬虫夏草汤”。从此“冬虫夏草全鸭汤”这道菜便传遍了宫廷，成了一道名菜，流传至民间后，至今依旧盛行不衰。

冬虫夏草如何控制糖尿病？

中医学认为，冬虫夏草味甘、性温，归肺、肾经，能够补肺益肾、化痰止咳，可用于久咳虚喘、产后虚弱、阳痿阴冷等“虚”的病证，对于癌症、糖尿病、红斑狼疮、慢性肾炎、慢性支气管炎、肺气肿、肺结核、支气管哮喘等疾病以及体虚多汗、自汗、盗汗、病后虚弱、久虚不复、肾气不足、腰膝酸痛、阳痿遗精者皆可食用。

传说典故　**历史传承**　家庭药膳

1.**《本草从新》**　四川嘉定府所产者最佳。云南、贵州所出者次之。冬在土中，身活如老蚕，有毛能动，至夏则毛出土上，连身俱化为草。若不取，至冬则复化为虫。

2.**《本草纲目拾遗》**　夏草冬虫，出四川江油县化林坪，夏为草，冬为虫，长三寸许，下趺六足，屉以上绝类蚕，羌俗采为上药。

传说典故　历史传承　**家庭药膳**

1. **冬虫夏草鸭（《本草纲目拾遗》）**　冬虫夏草5～10枚，雄鸭1只，葱、姜、食盐各适量。雄鸭去毛及内脏，洗净后，放在砂锅内，再放入冬虫夏草和食盐、姜、葱等调料，加水，以小火煨炖，熟烂即可。或将冬虫夏草放入鸭腹内，置瓦锅内，加清水适量，隔水炖熟，调味服食。可补虚助阳，适用于久病体虚、贫血、肢冷、自汗、盗汗、阳痿遗精等。

2. **虫草白及粥**　冬虫夏草6 g，白及10 g，粳米50 g。冬虫夏草、白及二药研细末，粳米加水煮成稀粥，米近熟时加入药末，煮至米熟粥稠。本品以冬虫夏草补肺肾、止血化痰，白及收敛止血，适用于虚劳咳嗽、咽干痰少、咯血。

3. 冬虫夏草瘦肉粥 冬虫夏草10 g，猪瘦肉（切片）50 g，小米100 g。先将冬虫夏草用布包好，与小米、瘦猪肉一同放入砂锅内，加水煮至粥熟。此粥具有润肺滋肾、补气生精、纳气定喘的功效，适用于肺肾亏虚的咳喘劳嗽、自汗盗汗、阳痿遗精、腰膝酸痛，也可作为中老年人的保健食品。每日1剂，分次食用，需连续食用方会取效。

4. 虫草茶 冬虫夏草5 g煮水当茶喝，文火煮6～10分钟（注意不是用开水泡着喝），水开后要马上喝，边喝边添水。在冬虫夏草水颜色最深的时候是营养最丰富的时候，这个时候的水一定不要浪费。通常冬虫夏草水会经历一个由淡到浓再转淡的过程，余味也很绵长。在冬虫夏草水变淡甚至呈白色的时候就不要再喝了，可以把冬虫夏草吃掉。此法简单有效，一壶冬虫夏草茶能喝上至少半个小时，可添水4～6次。

5. 冬虫夏草降糖饮 冬虫夏草5 g，枸杞子10 g，黄精15 g，制何首乌10 g，山萸肉5 g，芡实10 g，怀山药10 g，黄芪5 g，金樱子3 g。将以上原料一同放入砂锅内，加水浸半天，煎取汁，连煎2次，合并2次煎汁。每日1剂，分3次于食前服下。

为什么冬虫夏草能够控制血糖?

伏病学说认为，冬虫夏草甘、温，归肺、肾经，能够补益肺、肾经气，调节肺、肾功能，祛除伏病因子，促进机体正常的糖利用，调节人体的内分泌系统和神经系统，调节血糖平衡。

健康·小·贴士

冬虫夏草是集养生、保健和治疗于一身的山珍，是民间九大仙草之一。它不但能补肾，而且长年服用还可延缓衰老。清代才子蒲松龄不仅以满腹才情写了动人心弦的《聊斋志异》，还精通医道，他在乡间做私塾教师时就经常给百姓看病。他写过一首中药诗："冬虫夏草名符实，变化生成一气通。一物竟能兼动植，世间物理信无穷。"诗中非常精准地描绘了名贵中药冬虫夏草"一物竟能兼动植"的特点。

第四章

穴位控制糖尿病的秘密

通过穴位的有效刺激控制糖尿病，不仅可行，而且对于预防糖尿病并发症有非常好的效果。长期的临床实践证明，良性、科学的特定穴位治疗对于糖尿病有着巨大但却一直被忽视的价值。我们在这个方面开展了大量的临床实践，提出了“伏病点”学说这个概念，即找到糖尿病患者的伏病点，并给予正确、良性的穴位刺激，血糖短时间内就会下降，并从更长远的时间影响血糖代谢。

要讲清楚糖尿病的“伏病点”，首先需要明确几个概念。

1. 全息穴的概念

十二正经在四肢的部分是十二正经成比例地缩小，其四肢部分的手（足）区、前臂（小腿）区、上臂（大腿）区依次同本经的头部、躯干部、四肢部互相全息对应，对应区的穴位可互称全息穴。

同名经、表里经及腹背前后对称经脉的穴位按头部、躯干部、四肢部的顺序全息对应，互称全息穴。

2. 全息点和伏病点

在头面、颈部、胸部发现的病灶点称为全息点。将其在四肢部位全息对应的压痛、结节、变形、变色的病灶点称为伏病点。我们需要着重处理的就是这些全息点和伏病点。

3. 2型糖尿病伏病点穴选择的实践

（1）2型糖尿病背俞穴选取原则：背俞穴是开启脏腑糖利用的关键，是脏腑经气输注于背腰部的腧穴。背俞穴属膀胱经穴，分布于背腰部相应脏腑位置的高低基本一致处，与脏腑有密切关系。背俞穴共12穴，即肺俞、厥阴俞、心俞、肝俞、胆俞、脾俞、胃俞、三焦俞、肾俞、大肠俞、小肠俞、膀胱俞。现代研究认为，背俞穴的分布规律与脊神经阶段性分布特点大致吻合，内脏疾病的体表反应区常是相应穴位所在。通过对相应背俞穴的良性刺激，不仅可激发高级神经中枢的整合、调整功能，产生一系列神经体液的调节，调动自身潜在的抗病能力；还能增强脏腑功能，提高脏腑对糖的利用率。

（2）2型糖尿病募穴选取原则：募穴是脏腑排除伏病因子的关键。脏腑之气汇聚于胸腹部的腧穴，称为募穴。"募"，有聚集、汇合之意。六脏六腑各有一募穴，共12个。募穴均位于胸腹部相关的经脉上，其位置与其相关脏腑所处部位相近。《难经·六十七难》说："五脏募穴皆在阴……阳病行阴，故令募在阴。"阳性病证，其病气多行于阴分募穴，应采用"从阴引阳"的法则，针刺胸腹部的募穴，以调整经气而引邪外出。因此针对五脏募穴采用点穴或刮痧，能清除五脏六腑的伏病因子。

（3）2型糖尿病下肢穴位选取原则：荥穴是清除伏火因子的主要位置。荥穴是五输穴之一，多分布在指（趾）、掌（跖）关节附近。《难经·六十八难》曰："荥主身热。"说明荥穴主要应用于发热病证。

在2型糖尿病的伏病点穴实践中，属功能障碍型（空腹血糖＜7.0 mmol/L）者，伏病点多在小腿上段阴经穴位；器质损伤型（空腹血糖≥7.0 mmol/L，随机血糖＜11.1 mmol/L）者，伏病点多在小腿下段阴经穴位；多器官损伤型（随机血糖≥11.1 mmol/L），伏病点多在脚部阴经穴位。

下面结合我们的临床实践和中医经络学说，介绍一些常用的控制糖尿病的穴位，以及常用的中医理疗方法。

第一节　地机穴控制糖尿病的秘密，你知道吗？

【穴位解说】 地机穴为足太阴脾经郄穴，是脾土营养物质的主要运化之处。脾土物质的运化是通过地部水液运行而实现的，脾土物质的运行量不大，像从细小的孔隙中通过一样，为人体营养物质的重要来源。

【标准定位】 在阴陵泉直下3寸，当阴陵泉与三阴交的连线上，胫骨内侧面后缘处取穴。

【功效主治】 渗散脾土水湿。治疗腹痛、泄泻、小便不利、水肿、月经不调、痛经、遗精。

【研究进展】 有实验表明，针刺地机配曲池穴，可引起胰岛分泌功能亢进。

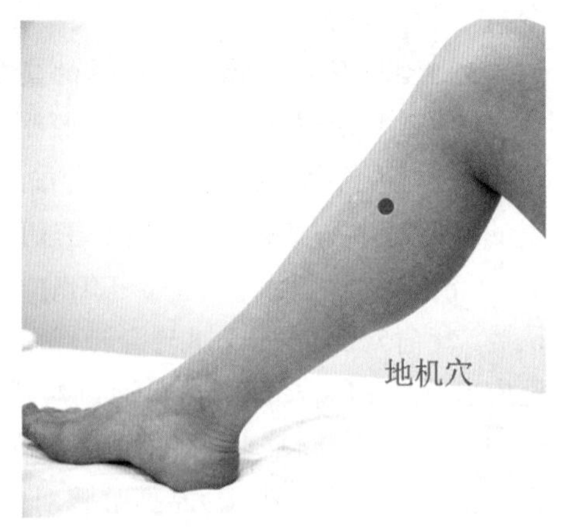

急性胃肠炎腹痛、吐泻患者常在地机穴附近出现压痛阳性反应，针灸效果良好。

伏病学说认为，地机穴是人体胰腺、脾脏在下肢部的全息投影点，就像灯泡对应的开关一样。当胰腺、脾脏出现消化代谢及内分泌紊乱失调的时候，就会表现出肠胃的炎症、肠胃菌群紊乱、内分泌紊乱、高脂血症、高血糖、月经不调（闭经或崩漏）等相关的疾病症状，与此相对应的地机穴投影点就会出现压痛、触痛、变形、变色、结节等异常改变，刺激此投影点就可以调节胰腺、脾脏功能。

操作方法：点穴、针刺、艾灸、放血均可。找准地机穴，先轻轻体会穴位及周围肌肉的软硬度、温度、结节、压痛点，双手拇指叠加慢慢施加力气，分轻、中、重三层次用力，分别作用于表皮下、肌肉间、骨膜层；仔细体会手下感觉，体会力度到哪个层次能找到结节或出现酸胀麻木最明显；定格力量层次不变，按揉、拨法、颤动，持续刺激5～8分钟左右，以酸胀麻木感减轻、结节点变软或消散为宜。

第二节　中脘穴控制糖尿病的秘密，你知道吗？

【穴位解说】 中脘穴为胃经募穴，八会穴之腑会，手太阳、少阳、足阳明、任脉之会。来自于任脉上部经脉的冷降之水，和手太阳、手少阳、足阳明三经的冷降水液，皆由本穴聚集下流，主降浊。

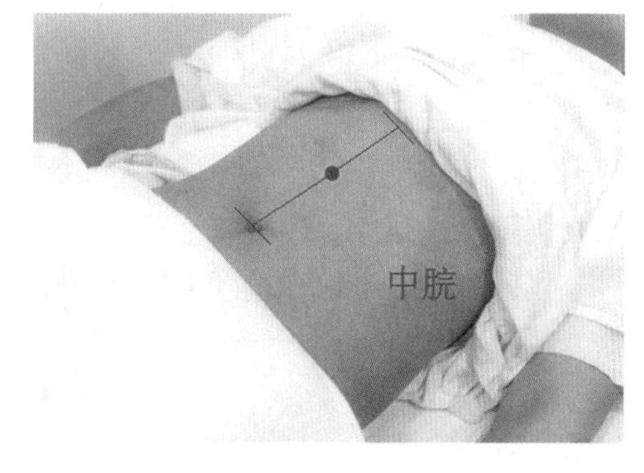

【标准定位】 位于人体上腹部，前正中线上，当脐中上4寸。

【功效主治】 调节六腑水液下行。治疗胃脘痛，腹胀，呕吐，呃逆，翻胃，吞酸，纳呆，食不化，疳积，黄疸，肠鸣，腹泻，便秘，便血，胁下坚痛，虚劳吐血，哮喘，头痛，失眠，惊悸，怔忡，脏躁，癫狂，癫痫，尸厥，惊风，产后血晕。

【研究进展】 张继红、张慧玲等运用芒针针刺中脘穴治疗糖尿病胃轻瘫，有显著疗效。（《陕西中医》，2007年09期）

伏病学说认为，中脘穴是人体胃在腹部的全息投影点，同时也是调节空腔脏器（胃、胆、大小肠、膀胱等）内环境的枢纽。当胃空腔脏器出现问题，会导致整个内环境发生改变，出现消化不良、毒素堆积、排便异常、黏膜损伤、菌群失调、内分泌紊乱，同时在相应的中脘穴投影点就会出现压痛、触痛、变形、变色、结节等异常改变，刺激此投影点就可以调整胃肠菌群，改善与糖尿病相关的内分泌水平。

操作方法：点穴、针刺、艾灸、刮痧、拔罐、放血均可。找准中脘穴，先轻轻体会穴位及周围肌肉的软硬度、温度、结节、压痛点，双手拇指叠加慢慢施加力气，分轻、中、重三层次用力，分别作用于表皮下、肌肉间、腹膜层；仔细体会手下感觉，体会力度到哪个层次能找到结节或出现酸胀麻木最明显；定格力量层次不变，缓缓配合呼吸画圈点揉、颤动交替3～5分钟，以酸胀麻木感减轻、结节点变软或消散为宜。也可从上往下刮痧15～30次，以出痧为度；或艾灸，每次15～30分钟。

第三节　脾俞穴控制糖尿病的秘密，你知道吗？

【穴位解说】 脾俞穴为脾之背俞穴，脾脏的湿热之气由此外输膀胱经。

【标准定位】 在背部，第11胸椎棘突下，旁开1.5寸。

【功效主治】 健脾和胃，利湿升清。治疗胃溃疡，胃炎，胃下垂，胃痉挛，胃扩张，胃出血，神经性呕吐，消化不良，肠炎，痢疾，贫血，进行性肌营养不良，肝脾大，慢性出血性疾病，月经不调，糖尿病，肾炎。

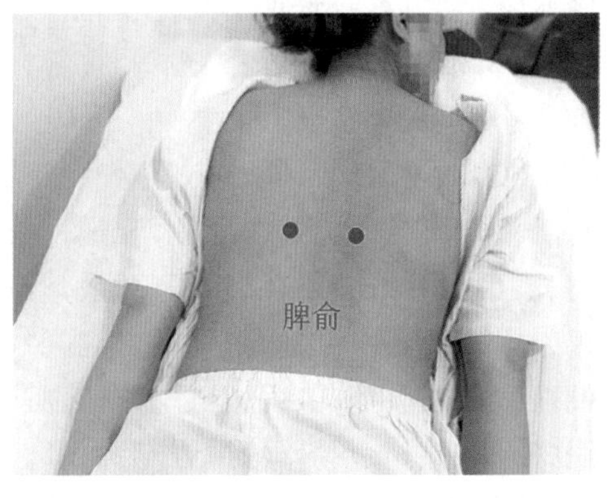

【研究进展】 赵臣来、郑慧敏、李亚东等电针针刺脾俞、足三里等，能够明显地降低血糖，干预糖耐量受损。（《现代中西医结合杂志》，2013年第4期）

伏病学说认为，脾俞穴是人体脾脏在背部的全息投影点，不仅是脾经中的湿、火等伏病因子排出的通道，也是脾脏接收督脉阳气的枢纽。因为各种因素导致的脾脏损伤、运化不良、湿热内停、内分泌紊乱等，常常在对应的脾俞穴投影点出现压痛、触痛、变形、变色、结节等异常改变，刺激此投影点就可以调节脾脏功能，促进机体对糖的利用。

操作方法：点穴、针刺、艾灸、刮痧、拔罐、放血均可。找准脾俞穴，先轻轻体会穴位及周围肌肉的软硬度、温度、结节、压痛点，双手拇指叠加慢慢施加力气，由轻、中、重三层次用力，分别作用于表皮下、肌肉间、骨膜层；仔细体会手下感觉，体会力度到哪个层次能找到结节或出现酸胀麻木最明显；定格力量层次不变，按揉、拨动、颤动，持续刺激5～8分钟左右，以酸胀麻木感减轻、结节点变软或消散为宜。也可从上往下刮痧15～30下，以出痧为度，或艾灸，每次15～30分钟；或定罐，一般15分钟。

第四节 漏谷穴控制糖尿病的秘密，你知道吗？

【穴位解说】 漏，漏落也。谷，五谷也，指细小之物。漏谷意指脾经中的浊重物质在此沉降。漏谷是足太阴脾经的络穴，是脾经经脉与络脉连接的通道，同时可以沟通脾经与胃经。

【标准定位】 位于人体的小腿内侧，当内踝尖与阴陵泉穴的连线上，距内踝尖6寸，胫骨内侧缘后方，三阴交上3寸。

【功效主治】 健脾和胃，利尿除湿。治疗腹胀，肠鸣，小便不利，遗精，下肢痿痹。

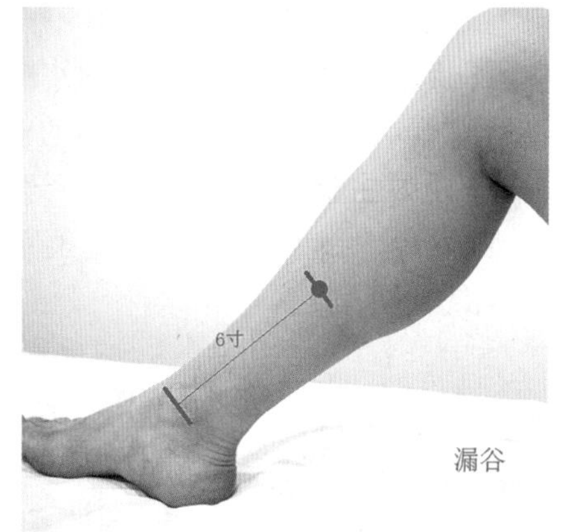

漏谷

伏病学说认为，漏谷穴是脾胃在下肢部共同的全息投影点，是脾经经脉流向脾经细小络脉的节点，即是调节脾经微循环的关键。当出现脾胃不和（消化与吸收功能亢进或低落），脾胃升清降浊功能失常时，经常在对应的漏谷穴投影点出现压痛、触痛、变形、变色、结节等异常改变，刺激此投影点就可以调和脾胃，加强吸收营养与排除代谢废物的能力，从而促进血糖代谢。

操作方法：点穴、针刺、艾灸、放血均可。找准漏谷穴，先轻轻体会穴位及周围肌肉的软硬度、温度、结节、压痛点，双手拇指叠加慢慢施加力气，分轻、中、重三层次用力，分别作用于表皮下、肌肉间、骨膜层；仔细体会手下感觉，体会力度到哪个层次能找到结节或出现酸胀麻木最明显；定格力量层次不变，按揉、拨法、颤动，持续刺激5～8分钟左右，以酸胀麻木感减轻、结节点变软或消散为宜。

第五节 中都穴控制糖尿病的秘密，你知道吗？

【穴位解说】 中，中间；都，两边。中都为肝经郄穴，肝经水气在此云集。刺激该穴后，经络感传不但可以到达同侧肝经的循行部位，还可到达对侧肝经的循行部位。此处亦是肝经和脾经交汇之处，可以治疗肝脾两经之病。

【标准定位】 位于人体的小腿内侧，当足内踝尖上7寸，胫骨内侧面的中央。

【功效主治】 疏肝理气，调经止血，降浊升清。治疗消化系统、生殖系统、肝胆系统疾病。

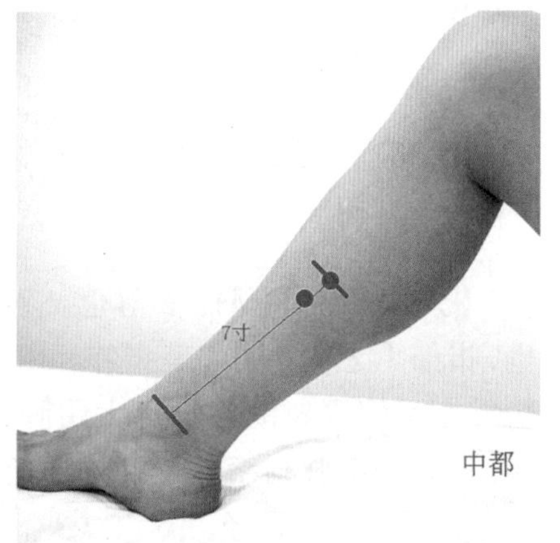

中都

伏病学说认为，中都穴是肝脾在下肢部共同的全息投影点。当肝脏功能失调导致脂肪代谢紊乱、情绪不畅、疏泄失常，与此在对应的中都穴投影点就会出现压痛、触痛、变形、变色、结节等异常改变，刺激此投影点就可以调节肝脏功能，促进脂肪代谢，调节肾上腺素、血管紧张素，增强排毒排便，对调节血糖代谢与内分泌有很好的支持作用。

操作方法：点穴、针刺、艾灸、放血均可。找准中都穴，先轻轻体会穴位及周围肌肉的软硬度、温度、结节、压痛点，双手拇指叠加慢慢施加力气，分轻、中、重三层次用力，分别作用于表皮下、肌肉间、骨膜层；仔细体会手下感觉，体会力度到哪个层次能找到结节或出现酸胀麻木最明显；定格力量层次不变，按揉、拨法、颤动，持续刺激5～8分钟左右，以酸胀麻木感减轻、结节点变软或消散为宜。

第六节　三阴交穴控制糖尿病的秘密，你知道吗？

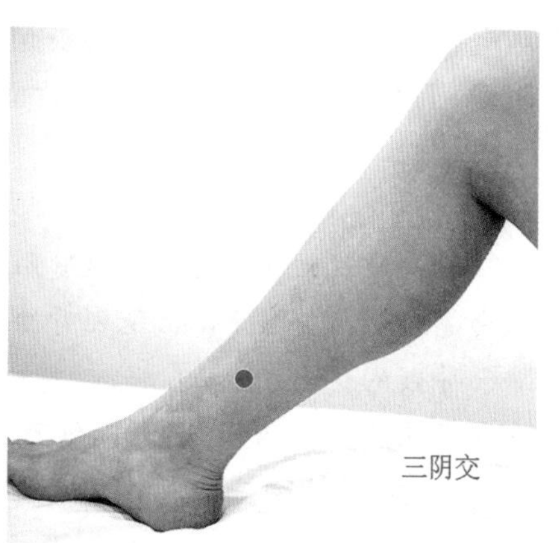

三阴交

【穴位解说】 三阴交穴为足三阴经（足太阴脾经、足少阴肾经、足厥阴肝经）交会穴。

【标准定位】 在内踝尖直上3寸，胫骨后缘。

【功效主治】 将足三阴经气血重组后再行分流。治疗腹痛，泄泻，小便不利，水肿，月经不调，痛经，遗精。

【研究进展】 三阴交配阴陵泉、四白、足三里、脾俞、肾俞、光明，有益气健脾生津、滋养肝肾、补肾填精的作用，主治肾水虚损。

伏病学说认为，三阴交穴是肝、脾、肾三脏在下肢部的共同全息投影点。当此三脏的气血精气不足或湿火等代谢垃圾过多，通常在对应的三阴交穴投影点就会出现压痛、触痛、变形、变色、结节等异常改变，刺激此投影点就可以调整肝、脾、肾的功能，调节内分泌，对糖尿病及其各种并发症均有较好的治疗作用。

操作方法：点穴、针刺、艾灸、放血均可。找准三阴交穴，先轻轻体会穴位及周围肌肉的软硬度、温度、结节、压痛点，此处穴位比较浅显，穴位与骨膜接近，手拇指点准穴位，缓慢、有节律地一起一伏刺激5分钟，以酸胀麻木感减轻、结节点变软或消散为宜。

第七节　太溪穴控制糖尿病的秘密，你知道吗？

【穴位解说】 太，大也；溪，溪流。肾经经水由然谷穴循经传导并形成较大的溪流，表现出肾经气血的本源特性，气化之气吸热后上行注于此穴。太溪穴，为肾经输穴、原穴，其皮下有较强有力的动脉搏动。

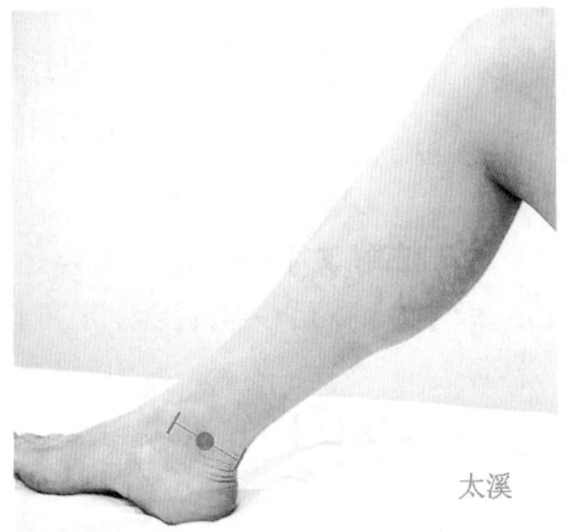

【标准定位】 位于足内侧，内踝后方，当内踝尖与跟腱之间的凹陷处。

【功效主治】 清热生气，滋阴益肾。治疗咽喉肿痛，齿痛龈肿，耳聋耳鸣，视力减退，咳嗽，气喘，咯血，消渴，不寐，遗精，阳痿，月经不调，小便频数，腰背痛，足跟痛等。

伏病学说认为，太溪穴是肾脏在下肢的全息投影点，当身体出现因肾脏功能下降而导致的男女科、五官科、精神神经疾病时，通常在对应的太溪穴投影点就会出现压痛、触痛、变形、变色、结节等异常改变，刺激此投影点就可以激活肾气，调节内分泌，增强头部神经调节，对降低血糖及改善糖尿病伴有的五官疾病均有较好作用。

操作方法：点穴、针刺、艾灸、放血均可。找准太溪穴，先轻轻体会穴位及周围肌肉的软硬度、温度、结节、压痛点，按揉开穴30～60秒；然后将艾条点燃，垂直于穴位上方，可以通过雀啄灸（一近一远）、烧山火、回旋灸3～5遍加强灸感，然后在离穴位皮肤3～5 cm处悬灸，以皮肤感觉温热为宜，持续时间约15～30分钟。

第八节 然谷穴控制糖尿病的秘密，你知道吗？

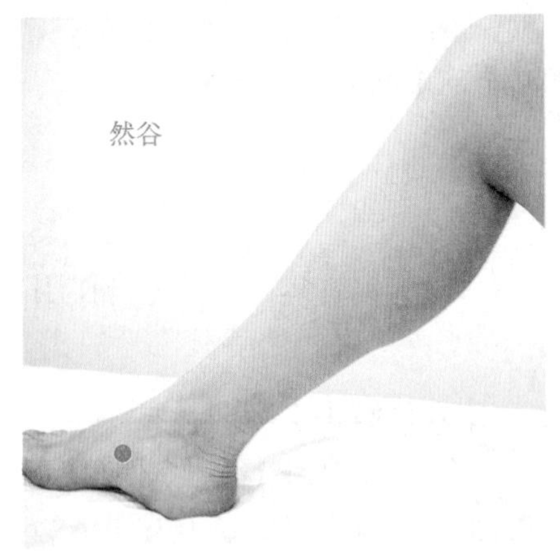

【穴位解说】 然，燃烧；谷，五谷、深谷。然谷指可燃烧五谷，水中生火，助消化，化血糖。为肾经荥穴。

【标准定位】 内踝前下方，足舟骨粗隆下方凹陷中。

【功效主治】 升清降浊，平衡水火。治疗月经不调，带下，阴挺；遗精，阳痿，小便不利；咯血，咽喉肿痛；消渴；小儿脐风，口噤不开；下肢痿痹，足跗痛。

【研究进展】 现代研究证明，针刺然

谷穴，可以提高内分泌的调节功能，对嗜酸性粒细胞有特异性影响，并可治疗原发性高血压。

伏病学说认为，然谷穴是人体心肾相交在下肢的全息投影点，当身体出现心肾不交、阴虚火旺而导致的男女科、肠胃、精神神经疾病，通常在对应的然谷穴投影点就会出现压痛、触痛、变形、变色、结节等异常改变，刺激此投影点就可以交通心肾，调节内分泌，促进肠胃消化食物，对降低血糖及糖尿病出现的口干、咽燥、咽痛、头痛均有较好的作用。

操作方法：点穴、针刺、艾灸、放血均可。找准然谷穴，先轻轻体会穴位及周围肌肉的软硬度、温度、结节、压痛点，按揉开穴30～60秒，然后将艾条点燃，垂直于穴位上方，可以通过雀啄灸（一近一远）、烧山火、回旋灸3～5遍加强灸感，然后在离穴位皮肤3～5 cm处悬灸，以皮肤感觉温热为宜，持续时间约15～30分钟。

第九节　膈俞穴控制糖尿病的秘密，你知道吗？

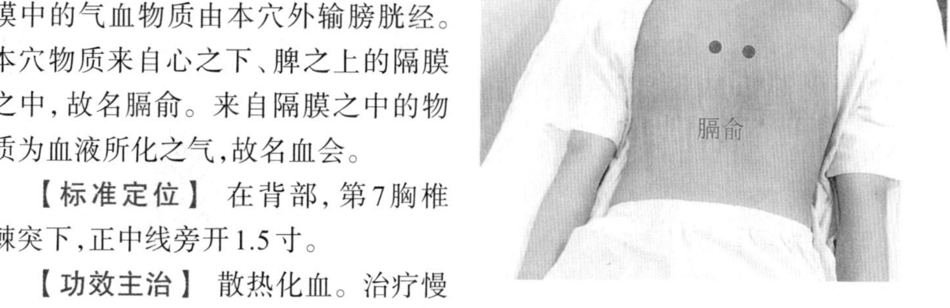

【穴位解说】 膈，心之下、脾之上，隔膜也；俞，输也。膈俞名意指隔膜中的气血物质由本穴外输膀胱经。本穴物质来自心之下、脾之上的隔膜之中，故名膈俞。来自隔膜之中的物质为血液所化之气，故名血会。

【标准定位】 在背部，第7胸椎棘突下，正中线旁开1.5寸。

【功效主治】 散热化血。治疗慢性出血性疾病，贫血，呃逆呕吐，荨麻疹，气喘，咳嗽，潮热，盗汗。

【研究进展】 现代研究证明，针刺膈俞穴对血瘀证者能有效地阻止血液黏滞性增高，改善血液循环；有降血压作用，对Ⅰ、Ⅱ期高血压有较好的疗效；对非胰岛素依赖型糖尿病有较好的疗效。

伏病学说认为，膈俞穴是血液循环系统、淋巴系统在背部的直接投影点，当身体出现血液成分异常，如血脂、血黏度、血糖等升高，淋巴循环出现障碍，经常在对应的膈俞穴投影点出现压痛、触痛、变形、变色、结节等异常改变，刺激此投影点就可以增强淋巴代谢，促进胰腺分泌胰岛素，降低血糖。

操作方法：点穴、针刺、艾灸、刮痧、拔罐、放血均可。找准膈俞穴，先轻轻体会穴位及周围肌肉的软硬度、温度、结节、压痛点，双手拇指叠加慢慢施加力气，分轻、中、重三层次用力，分别作用于表皮下、肌肉间、骨膜层；仔细体会手下感觉，体会力度到哪个层次能找到结节或出现酸胀麻木最明显；定格力量层次不变，按揉、拨动、颤动，持续刺激5～8分钟左右，以酸胀麻木感减轻、结节点变软或消散为宜。也可从上往下刮痧15～30下，以出痧为度；或定罐，一般15分钟；或刺络放血，出血量约3～5 mL。

第十节 小肠俞穴控制糖尿病的秘密，你知道吗？

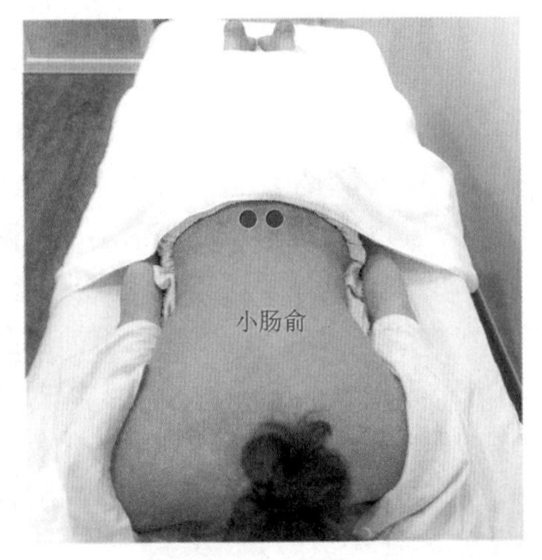

【穴位解说】 小肠，小肠腑也；俞，输也。小肠俞为小肠之背俞穴，小肠腑的湿热之气由此外输膀胱经。外散之热循膀胱经上行，冷降之液循膀胱经下行。

【标准定位】 在腰部，骶正中嵴，第1骶椎棘突下，旁开1.5寸，约平第1骶后孔。

【功效主治】 外散小肠腑之热。治疗遗精遗尿，尿血，尿痛，带下，腹泻，痢疾，腰骶痛。

【研究进展】 现代研究证明，针刺小肠俞穴对急慢性肠炎、盆腔炎、骶髂关节炎等有治疗作用。

伏病学说认为，小肠俞是小肠在背部的直接投影点，当身体出现小肠黏膜淋巴管堵塞、菌群结构失调等，经常在对应的小肠俞穴投影点出现压痛、触痛、变形、变色、结节等异常改变，刺激此投影点就可以促进肠道蠕动，改善肠道环境，调节内分泌-免疫功能，对降低血糖及改善糖尿病并发症均有较好的作用。

操作方法：点穴、针刺、艾灸、刮痧、拔罐、放血均可。找到小肠俞穴，先轻轻体会穴位及周围肌肉的软硬度、温度、结节、压痛点，双手拇指叠加慢慢施加力气，分轻、中、重三层次用力，分别作用于表皮下、肌肉间、骨膜层；仔细体会手下感觉，体会力度到哪个层次能找到结节或出现酸胀麻木最明显；定格力量层次不变，按揉、拨动、颤动，持续刺激5～8分钟左右，以酸胀麻木感减轻、结节点变软或消散为宜。也可从上往下刮痧15～30下，以出痧为度；或艾灸，每次15～30分钟。

第十一节 三焦俞穴控制糖尿病的秘密，你知道吗？

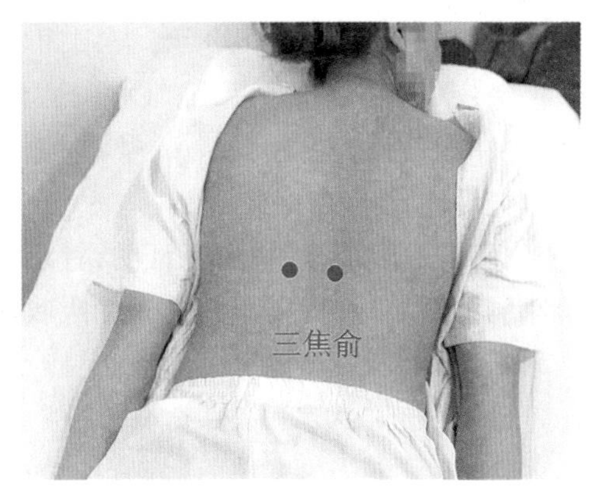

【穴位解说】 三焦，三焦腑也；俞，输也。三焦俞为三焦之背俞穴，三焦腑的湿热之气由此外输膀胱经。

【标准定位】 在腰部，第1腰椎棘突下，旁开1.5寸。

【功效主治】 外散三焦腑之热。治疗发热，腰痛，精力减退，青春痘，赘疣，糖尿病，腹胀，肠鸣，呕吐，水肿，遗尿等。

伏病学说认为，三焦俞是三焦经在背部的直接投影点，是腹膜代谢产生的湿热排出的通道。当人体腹膜系统与体液代谢出现紊乱时，通常在对应的三焦俞穴投影点就会出现压痛、触痛、变形、变色、结节等异常改变，刺激此投影点就可以改善腹膜环境，增强体液代谢能力，对降低血糖及改善糖尿病并发症有较好的作用。

操作方法：点穴、针刺、艾灸、刮痧、拔罐、放血均可。找到三焦俞穴，先轻轻体会穴位及周围肌肉的软硬度、温度、结节、压痛点，双手拇指叠加慢慢施加力气，由轻、中、重三层次用力，分别作用于表皮下、肌肉间、骨膜层；仔细体会手下感觉，体会力度到哪个层次能找到结节或出现酸胀麻木最明显；定格力量层次不变，按揉、拨动、颤动，持续刺激5～8分钟左右，以酸胀麻木感减轻、结节点变软或消散为宜。也可从上往下刮痧15～30下，以出痧为度；或艾灸，每次15～30分钟；或定罐，一般15分钟。

第十二节　关元穴控制糖尿病的秘密，你知道吗？

【穴位解说】 关，交关，汇聚；元，元气。关元穴为足三阴、任脉之会，小肠之募穴，小肠之气在此汇聚并传导。道家功法所谓的下丹田即是指关元穴。

【标准定位】 在下腹部，脐下3寸处。

【功效主治】 补肾培元，温阳固脱。治疗腹痛，霍乱吐泻，疝气，遗精，阳痿，早泄，白浊，尿闭，尿频，黄白带下，痛经，中风脱证，羸瘦无力，眩晕，尿道炎，盆腔炎，肠炎，肠粘连，神经衰弱，小儿单纯性消化不良。

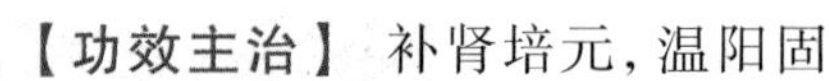

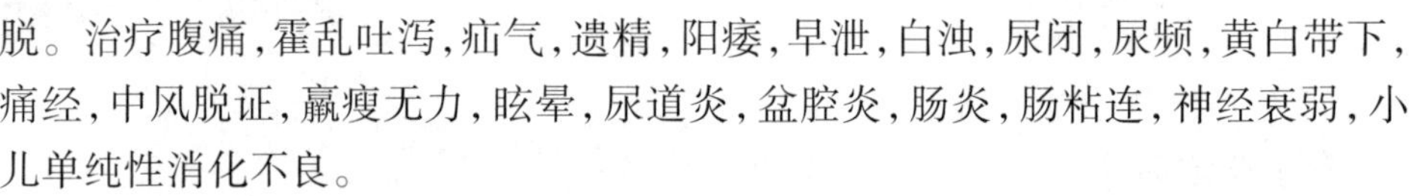

【研究进展】 现代研究证明，针刺关元穴可调节内分泌，增强肾的功能，调节小肠菌群结构，提高小肠黏膜的吸收能力。

伏病学说认为，关元穴是小肠在腹部的直接投影点，当身体出现小肠黏膜淋巴管堵塞、菌群结构失调等，经常在对应的关元穴投影点出现压痛、触痛、变形、变色、结节等异常改变，刺激此投影点就可以促进肠道蠕动，改善肠道环境，调节内分泌-免疫功能，对降低血糖及改善糖尿病并发症均有较好的作用。

操作方法：点穴、针刺、艾灸、拔罐均可。找准关元穴，先轻轻体会穴位及周围肌肉的软硬度、温度、结节、压痛点，按揉开穴30～60秒，然后将艾条点燃，垂直于穴位上方，可以通过雀啄灸（一近一远）、烧山火、回旋灸3～5遍加强灸感，然后在离穴位皮肤3～5 cm处悬灸，以皮肤感觉温热为宜，体会热感往深层或往下肢传导感，持续时间15～30分钟。

第十三节　天枢穴控制糖尿病的秘密，你知道吗？

【穴位解说】 天枢穴属于足阳明胃经，是手阳明大肠经募穴，是胃经气血通往大肠经之处。

【标准定位】 在腹部，脐中旁开2寸。

【功效主治】 疏调肠腑、理气行滞、消食，是腹部要穴。治疗腹痛，腹胀，便秘，腹泻，痢疾，月经不调，痛经等。

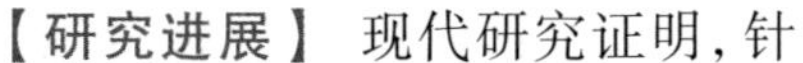

【研究进展】 现代研究证明，针刺或艾灸天枢穴对于改善肠腑功能，消除或减轻肠道功能失常而导致的各种症状具有显著的功效。

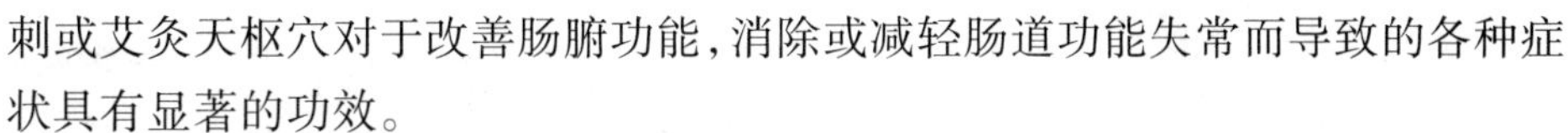

伏病学说认为，天枢穴是大肠在腹部的直接投影点，当身体出现肠胃功能失调、肠道菌群紊乱、宿便垃圾堆积，通常在对应的天枢穴投影点就会出现压痛、触痛、变形、变色、结节等异常改变，刺激此投影点就可以促进肠道蠕动，改善肠道环境，对降低血糖及治疗糖尿病并发症均有较好的作用。

操作方法：点穴、针刺、艾灸、刮痧、拔罐、放血均可。找准天枢穴，先轻轻体会穴位及周围肌肉的软硬度、温度、结节、压痛点，双手拇指叠加慢慢施加力气，分轻、中、重三层次用力，分别作用于表皮下、肌肉间、腹膜层；仔细体会手下感觉，体会力度到哪个层次能找到结节或出现酸胀麻木最明显；定格力量层次不变，缓缓配合呼吸，画圈点揉、颤动交替3～5分钟，以酸胀麻木感减轻、结节点变软或消散为宜。也可从上往下刮痧15～30下，以出痧为度；或艾灸，每次15～30分钟。

第十四节 伏病点穴控制糖尿病的秘密，你知道吗？

现代人生病了，第一反应往往就是去医院、药房。医生呢，也只关注药物，反而很少注意到我们中医的精华——经络穴位。自古以来，中医先贤就一直在探索，研究人体与自然和社会之间的关系，关注如何通过挖掘人体自身的功能、潜力来达到防病、治病、养生的目的，已经拥有了完善的体系和丰富的经验。而经络穴位，其实就是自身存在的各种“药物”，它们有着各自的属性、特点和作用。

对于穴位的刺激，也有很多方法，常用的有针刺、推拿、艾灸、点穴、刮痧、拔罐、放血、敷贴等，它们有补有泄，有寒有热。其中针刺对操作者和操作环境的要求比较高，需要专业的中医师才能掌握，而其他的治疗方式则适合多种环境与场合。

点穴，属于推拿的一种，由针刺结合而来，是以指代针，通过一定的手法作用，刺激穴位，消除投影点，从而达到治疗目的的方法技能。它的运用灵活，功能多样，可补可泄，可调可理。让我们先了解几种常用的点穴手法。

1. 指揉法　以拇指或中指的指腹，或者以食、中、无名指的指腹，着力，按在穴位上或一定部位上做轻柔的环转运动。揉法具有宽胸理气、消积导滞、活血化瘀、消肿止痛的作用，适用于全身各个部位。手指揉法操作时，整个动作贵在柔和，揉转的幅度要由小而大，用力应先轻渐重，操作的手指要吸定在操作部位上并带动着力处皮肤及皮下组织一起回旋运动，不能在皮肤表面摩擦或滑动，频率一般为每分钟100～160次。

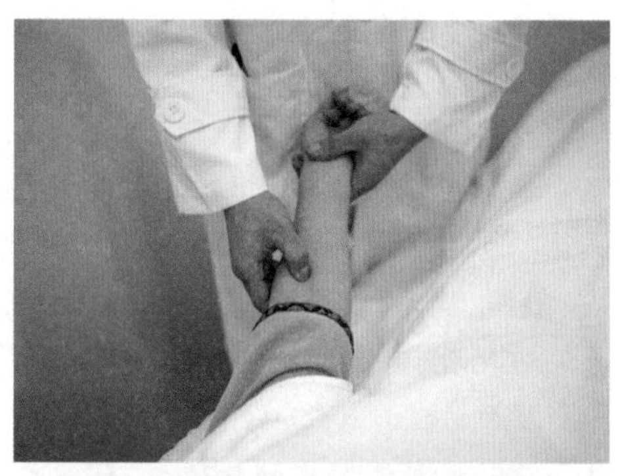

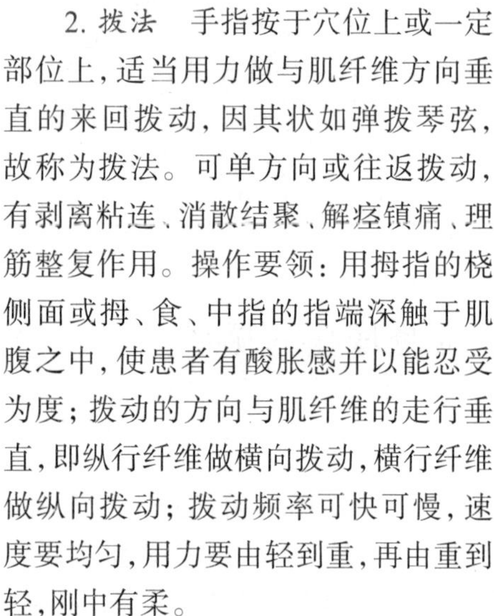

2. 拨法　手指按于穴位上或一定部位上，适当用力做与肌纤维方向垂直的来回拨动，因其状如弹拨琴弦，故称为拨法。可单方向或往返拨动，有剥离粘连、消散结聚、解痉镇痛、理筋整复作用。操作要领：用拇指的桡侧面或拇、食、中指的指端深触于肌腹之中，使患者有酸胀感并以能忍受为度；拨动的方向与肌纤维的走行垂直，即纵行纤维做横向拨动，横行纤维做纵向拨动；拨动频率可快可慢，速度要均匀，用力要由轻到重，再由重到轻，刚中有柔。

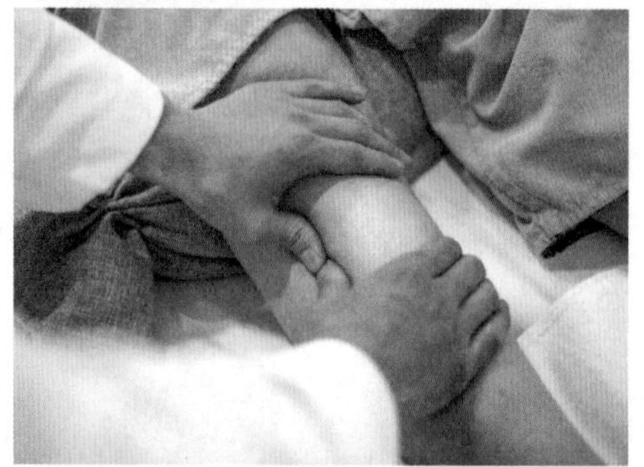

3. 一指禅推法　手握空拳，腕掌悬屈，拇指伸直，盖住拳眼，用拇指的指端、指腹和桡侧偏峰面着力于穴位

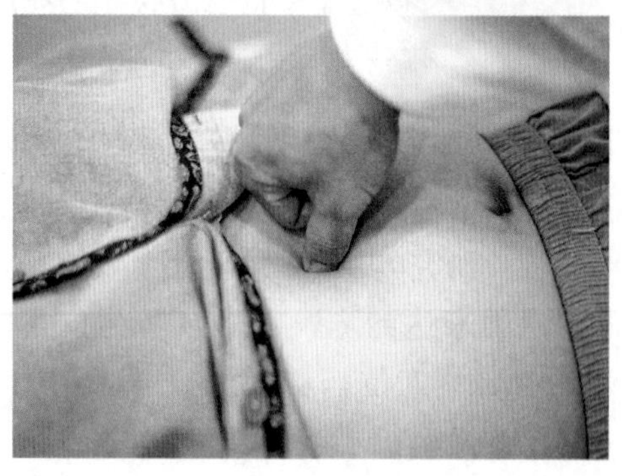

上，运用腕部的横向来回摆动以带动拇指关节的屈伸活动，使功力轻重交替、持续不断地作用于经络穴位。一指禅推法操作时要求做到沉肩垂肘、悬腕、指实掌虚。“沉肩垂肘”，就是肩、肘关节要放松；“悬腕”，是腕部放松，使手掌自然垂屈；“指实掌虚”，是拇指着实，其余四指及掌要放松，这样才能使作用力集中于拇指，做到蓄力于掌，发力于指。一指禅推法的频率一般为每分钟120～160次。本法具有舒筋通络、行气活血、健脾和胃以及调和脏腑功能等作用。

4. **指振法** 也叫震颤法，以拇、食、中指螺纹面着力于施术部位或穴位上，注意力集中于指部，指、掌及前臂部静止性用力，产生较快速的振动波，使受术部位或穴位有被振动感，或时有温热感。振法可温通经络，调补阳气。

糖尿病如何点穴呢？

糖尿病的治疗以消除糖尿病投影点为核心，所有的外治方法都是围绕着这个核心进行的。首先找到糖尿病的伏病投影点，然后用拇指指腹固定在伏病投影点上，单指、叠指均可，进行一定频率的顺时针揉动，或来回地拨动结节，或行一指禅推、震颤。由轻到重，由外而内，每个点处理10～15分钟左右，以酸、胀、痛感觉及结节消散或减轻为目标。

糖尿病患者在进行点穴操作时，需要注意以下几点。

（1）在舒适、放松的情况下点穴，过饥、过饱、情绪异常等都不适宜。

（2）点穴时手法要轻柔渗透，持续作用，不能或轻或重，过度刺激（包括疼痛）都会引起应激性血糖升高。

（3）点穴部位如有皮损，或感染，或血糖过高时，也不适宜点穴治疗。

第十五节 刮痧控制糖尿病的秘密，你知道吗？

刮痧自古以来一直是民间最简单、最有效的治疗方法。我们平时常见的陶瓷勺子、木梳、硬币、牛角、砭石、玉石、塑料板都可以作为刮痧的器具。用这些器具在皮肤上反复摩擦刺激，导致出现红色、紫色、黑色点的方法就是刮痧，甚至用手在一定部位拍打、捻捏直至出痧也属于刮痧。

原始社会人们患病时，出于本能用手或者石片抚摩、捶击身体表面的某一部位，有时竟然能使疾病得到缓解，通过长期的实践与积累，逐步形成了“砭石治病”的方法，这也是刮痧疗法的起源。现今，刮痧疗法因其独特的方式和疗效，

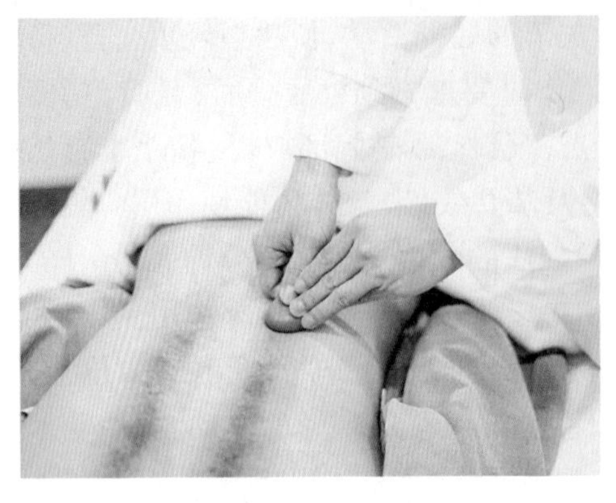

被越来越多的人所推崇和使用。

现代医学认为，刮痧可使局部皮肤充血，毛细血管扩张，血液循环加快；可调节神经-内分泌-免疫系统，加强血管舒张、收缩功能和血管壁的通透性，增强局部血液供应而改善微循环；并可放松肌肉和筋膜、韧带、关节囊等组织，缓解痉挛疼痛。当机体发生疾病时，代谢产物不能及时地排出体外，毒素便堆积在体内。这些毒素可以经由毛细血管等微循环渗透出机体。"痧"是从微循环中分离出来的瘀血及病理产物，是渗出于脉外的含有大量代谢废物的离经之血，出痧的过程就是排出体内毒素的过程。

痧象颜色鲜红、光泽度好，提示血脉瘀滞的时间短，邪伏较表浅，也提示伏火证、炎症，为轻度痧象。痧象颜色为紫红色，提示是络脉瘀滞时间相对较长，邪伏稍深层，为中度痧象。痧象颜色为紫黑色或青黑色，提示经脉瘀滞时间长。出痧疼痛反应明显，提示机体较长时间处于亚健康状态，或某些疾病的病程较长，程度较重，邪伏较深层。甚至出现青黑色的一个或多个包块状、青筋样痧斑，明显高于其他部位，或者出现面积较大的乌青色斑片状痧，为重度痧象。无明显痧者，结合具体诊断，或为正常人体情况，或为经脉气血虚弱者（气血少、正气弱的部位不易出痧）。

糖尿病如何刮痧呢？

我们先找到糖尿病投影点并进行刮痧，可以快速打散这些投影点，疏通经络，改善线粒体能量调控，增加糖利用的通道，快速降血糖。

操作方法：在投影点涂擦适量糖尿病刮痧精油（除糖尿病刮痧精油外，家用食用油也可作刮痧油用），手握刮痧板（除正规刮痧板外，瓷勺或硬币也可作刮痧板用），将刮痧板面与投影点皮肤接触，成45°角，以一定力度、按同一角度对皮肤进行反复拭刮，由上到下，由轻到重，由内而外，每个投影点20～30下，以毛孔张开，出现或红或紫或黑色的痧状物为宜，以酸、胀、痛感及结节感觉消散或减轻为目标。

刮痧全身均可，一般以阳经为主，比如督脉、膀胱经、夹脊穴、胃经、胆经、大肠经、小肠经等，其作用偏于清透，以通络排毒为主。刮痧治疗后出痧由多变少、由密变疏，由斑块变成散点，痧色由深变浅、由暗变红，阳性反应的结节由大变小、由硬变软，疼痛由重变轻，都说明治疗有效，为健康状况好转或疾病向愈。对于气血不足之虚证，刮后出痧先少后多，再由多变少的过程，也可视为健康状况好转或疾病向愈。

糖尿病患者在进行刮痧操作时，需要注意以下几点。

（1）房间温度及环境适宜，患者处在放松状态。

（2）注意刮痧部位及刮痧板的消毒处理及刮痧油的涂抹，防止皮肤受损。

（3）糖尿病如果已出现严重并发症或感染、皮损等情况下不宜刮痧。

（4）不能强求出痧，防止刮痧疼痛刺激引起应激性血糖升高。

（5）刮痧频次不宜太多，因人而定，一般每周1次或2周1次。

（6）刮痧后应注意保暖。

第十六节 艾灸控制糖尿病的秘密，你知道吗？

艾草与中国人的生活有着密切的关系，每至端午节之际，人们总是将艾置于家中以“避邪”，干枯后的艾草泡水熏蒸可以消毒止痒，产妇多用艾水洗澡或熏蒸。据《本草纲目》记载，艾以叶入药，性温，味苦，无毒，纯阳之性，通十二经，具回阳、理气血、逐湿寒、止血安胎等功效，亦常用于针灸，又被称为“医草”。其安全性高，无毒副作用，治疗养生效果明显，故有“七年之病，求三年之艾”“药之不及，针之不到，灸之”的说法。

随着社会的发展，人们对健康的需求越来越多，艾灸也变得越来越普遍。除了在各大医院的中医科，更多的中医门诊部、中医养生馆，甚至家庭中也常用艾灸。艾灸的方式也发展到艾条灸、艾炷灸、温针灸、温针器灸、药物灸等，网上都有各种艾条、艾炷、艾灸盒可供选择。

现代研究认为，艾叶燃烧生成物的甲醇提取物有明显的清除自由基的作用，施灸的局部皮肤中过氧化脂质物质显著减少。艾叶燃烧时产生的热量是一种十分适于机体治疗的物理因子红外线，且近红外线占主要成分，对人体的穿透深度可达10 cm，并可被机体吸收。近红外线可激活人体穴位内生物分子的氢键，产生受激相干谐振吸收效应，通过神经-体液系统传递人体细胞所需的能量。所以艾灸不仅可为机体细胞的代谢活动、免疫功能提供所必需的能量，也能给缺乏能量的病态细胞提供活化能。并且艾灸施于穴位，其较高的穿透能力可通过经络系统更好地将能量送至病灶而发挥作用。

现代医学实验和研究表明，艾灸疗法有如下作用。

（1）艾灸能增强网状内皮细胞的吞噬功能，加强机体免疫作用。

（2）艾灸对血液循环系统有促进作用。

（3）艾灸对呼吸–消化–生殖系统有调节作用。

（4）艾灸对神经–内分泌–免疫系统有调节作用。

（5）艾灸具有抗菌、抗病毒、抗支原体及消炎镇痛的作用。

艾灸疗法的适应范围十分广泛，可用于内科、外科、妇科、儿科、五官科疾病，尤其对慢性炎症疾病、颈腰椎病、疲劳综合征、消化系统疾病、代谢性疾病等有特效，对于现代人的亚健康调理更是有着不可替代的作用。

通过燃烧艾绒产生热能作用在糖尿病投影点，不仅可以加强机体内环境的改善，促进激素调节平衡，而且可以刺激组织线粒体的修复，促进胰岛功能的恢复。

糖尿病患者该如何艾灸呢?

首先找到糖尿病投影点，先进行简单的穴位按揉（也就是开穴，一般2～3分钟）；然后点燃艾条，选择合适的体位（或躺或坐），先予雀啄灸手法，把艾条想象成发光的手电筒，前面的发热区就是光照区，垂直针对投影点从远到近，好像要把光束注入体内一样，重复10～15次左右以找到灸感，也可以运用烧山火手法；然后距离皮肤3～5 cm处悬住，仔细体会艾灸部位的温热感觉，或是往身体内部扩散，或循着一定的路线往远处流走等。每个穴位艾灸时间约15～30分钟。

艾灸时候，因为个人体质不同会出现不同的感觉，多表现为透热、扩热、传热三种热感现象，或伴有局部不热（或微热）而远部热、表面不热（或微热）而皮肤深部组织热等。而且在正邪斗争、扶正排毒的时候，常伴有红、肿、热、痛、痒、酸、麻、胀、凉、水泡、疲乏等感觉，都属于正常现象。

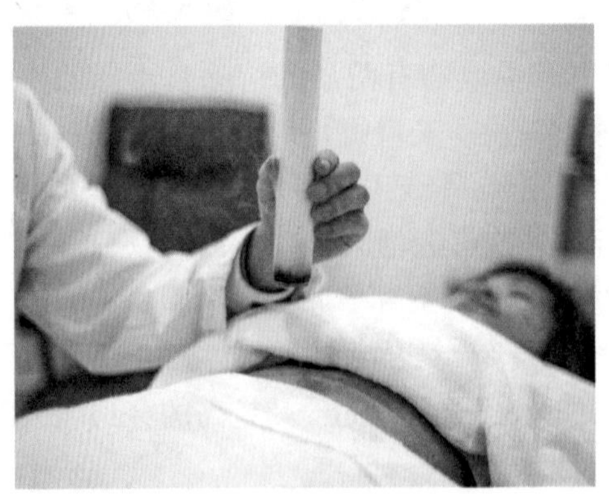

当然也可以运用艾灸盒，点燃艾条后，固定灸盒于投影点进行艾灸，这样也方便在腰背部操作。

在进行艾灸的操作过程中，要注意以下几点。

（1）患者应在放松、舒适的状态下艾灸，并且保持房间的排风畅通。

（2）艾灸时距离不能太近或太远，防止烫伤或没感觉。

（3）艾灸的时间不宜过长，一般一个穴位不超过30分钟，且艾灸不宜过频，每周有2次就可以了。

（4）有严重糖尿病并发症或感染、皮损、极高血糖情况下不宜艾灸。

（5）艾灸后需注意保暖、多喝水，半小时后才能进清淡饮食。

第十七节 刺络控制糖尿病的秘密，你知道吗？

刺络疗法在我国历史悠久，一直在民间广泛应用，是中医学中的一种独特的针刺治疗方法。刺络疗法也叫放血疗法，是用三棱针或粗而尖的针具，在患者身上一定穴位或浅表血络施以针刺，放出适量血液，以达到治疗疾病目的的一种外治方法。

经络是沟通人体内外表里的桥梁，具有灌渗气血、濡养全身的作用。气血是人体活动的根本，气血并行于脉内，充润营养全身，人体的各种生理活动均依赖气血的正常运行，并通过经络发挥其生理功能。气血与经络既是人体正常的生理基础，也关系到产生疾病的病机演化。当人体内脏和经脉功能失调时，机体就会发生疾病，络脉也会相应地表现出充血、扩张甚至变形等病理变化。针刺放血可以疏通经络中壅滞的气血，调整脏腑的功能紊乱，使气滞血瘀的一系列病变恢复正常，从而达到治疗疾病的目的。

现代研究认为，刺络疗法可以促进人体新陈代谢，刺激骨髓造血功能，使代谢加快，并通过神经-体液的调节作用，改善微循环和血管功能，有利于排出血液中的有害物质，并使机体的有益物质及时补充到血液循环中去，促使机体重新建立内环境稳态而恢复正常的生理功能；通过改善微循环，刺络疗法还可以阻止炎症的过度反应和促进炎症的恢复；同时，刺络疗法有很好的镇痛及增强免疫的作用。

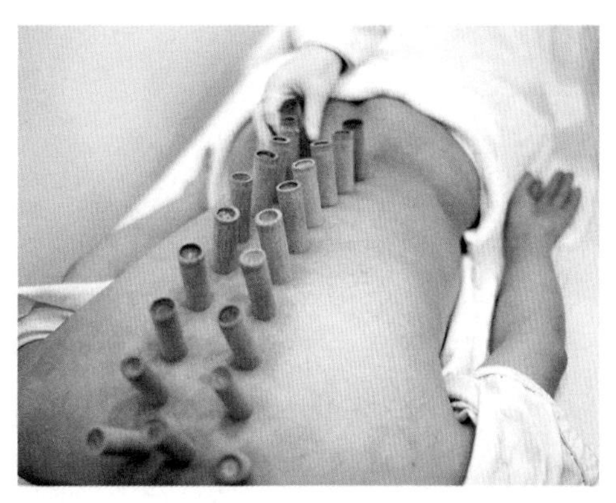

临床上常用的刺络方法多种多样，如三棱针点刺出血、梅花针叩刺出血、毫针散刺出血或刺络后配合拔罐、割治疗法等，均是有效的治疗手段。

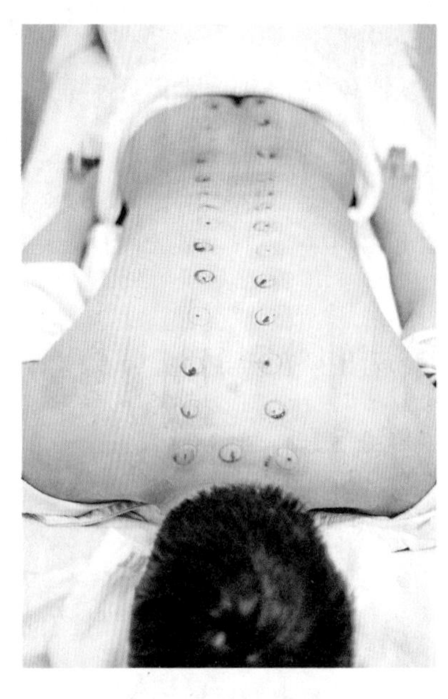

代表性的刺络方法有点刺法、散刺法、挑刺法、丛刺法、顺刺法、逆刺法等。

伏病学说认为，“湿、火、毒、痰、瘀、积”六种伏病因子在不同层次引起机体的病理反应，从而引起免疫表达，在这个过程中会出现伏病信号的传递，并最终会在体表特定位置形成谐振而固定下来，这个位置就是伏病投影点。找到伏病点刺络放血，可以有活血化瘀、解毒祛火作用。

在放血的基础上结合竹罐、药罐渗透原理，不仅能够有效加强伏病点的清除，而且通过伏病点生物负反馈技术、体表螯合技术清除机体内潜伏的致病因子，可有效预防各种疼痛以及痛风、肥胖、高血压、高血脂、高血糖、冠心病、呼吸系统疾病、消化系统疾病等内科疾病。

在刺络放血操作时需注意以下几点。

（1）饥饿状态、疲劳状态、失血状态、女性月经期，以及癫痫患者，不适合采用本疗法。

（2）大雨、雷电等天气状况下，不适合应用本疗法。

（3）放血量需要稍大，一般以 30 ～ 50 mL 为宜，放血频次可每周 1 ～ 3 次，根据患者的承受程度可做灵活调整。

第五章
膳食控制糖尿病的秘密

关于糖尿病的饮食治疗，目前认识上的分歧最多，最大的问题是是否要限制能量的摄入。从伏病学观点看，限制能量的摄入对2型糖尿病患者无疑是雪上加霜，对原本已经能量利用率下降的重要脏器、组织和细胞是二重打击，可加速并发症的出现。其次是鼓励优质蛋白质的摄入，这一观点同样误导了2型糖尿病患者，因为过多摄入蛋白质可导致内生伏病因子增加的可能。

我们必须清楚认识到糖尿病形成的主要饮食模式可能是：① 蛋白质摄入过度，尤其是动物性蛋白质摄入。② 素食饮食结构导致的胃肠神经调控异常，这可能是引起糖尿病的重要因素。③ 夜宵。④ 暴饮暴食。只有针对这四个方面调整饮食模式，控制糖尿病才会有效，而针对每一天计算热量摄入的方法可操作性很差，效果也不好。

改变这四种不良饮食习惯的最佳办法是一种“辟谷”的传统功法，这种方法本质上是一种心理治疗方法。

下面让我们详细介绍膳食控制糖尿病的秘密。让大家通过厨房就能控制糖尿病！

第一节 辟谷可以治疗糖尿病，你知道吗？

案例纪实

高某，女，64岁，退休。患糖尿病15年，注射胰岛素6年，带胰岛素泵近5年，胰岛素常规量34 U，另早、中、晚三餐饭再注射30～35 U，近1个月餐中加二甲双胍，中餐或晚餐，1天1次，1次半片。现服用蜂胶胶囊近1年，纳豆精3个月，深海鱼油3～4年。家族史：父亲患糖尿病已病逝；

妹妹患糖尿病十几年。2016年6月2日来诊时，糖化血红蛋白7.5%，糖化血清蛋白20.9%，空腹血糖8.5 mmol/L。

查体：舌尖红，苔薄腻，稍油。左寸脉内斜、稍长、弦，左关脉壅滞，左尺脉滑、稍短；右寸脉细、断，右关脉涩，右尺脉短、稍散。

中医诊断：瘀毒夹痰伏心经入脏。

患者为能够摆脱糖尿病困扰，决心由外地驻沪，采用“2型糖尿病标准疗法（药化–气化–谷化，2个月为1个疗程）”，采用药化28天/阶段（口服降糖3号，每日3次，每次1袋；点穴降糖理疗，每周5次）、气化（应激疗法）7天/阶段、谷化21天/阶段，停用一切西药（包括胰岛素泵），治疗1个疗程后，空腹血糖稳定在8～9 mmol/L，糖化血清白蛋白18.1%，现仍继续治疗中，建议继续标准化治疗1个疗程。

点评：通常对于2型糖尿病患者，病程一旦超过了10年，多数情况下，病情已入脏或者脏络。在这种情况下，非但所需疗程较长，同时疗效也是不理想的。但该患者个人求治意愿坚决，非常配合治疗，能够完成标准化治疗方案，尤其是坚持完成气化治疗，是其取得满意效果的关键。

气化治疗的核心是主动关闭人体代谢系统，激活人体应激系统，重塑人体免疫、代谢、神经、循环、微生物等系统，实现人体机能重构的一种治疗方法。原则上，这种方法比较适合青壮年。本案例能取得如此好的临床疗效，从根本上讲，是气化应激疗法发挥了核心价值。

辟谷与伏病辟谷

“辟谷”源自道家养生中的“不食五谷”，是古人常用的一种养生方式。它源于先秦，流行于唐朝，又称却谷、去谷、绝谷、绝粒、却粒、休粮等。辟谷最早的记载源自《庄子·逍遥游》：“藐姑射之山，有神人居焉。肌肤若冰雪，淖约若处子，不食五谷，吸风饮露，乘云气，御飞龙，而游乎四海之外……”作为一种延年益寿的养生方法，辟谷在很多古书典籍里也有记载。

伏病辟谷是在伏病学原理指导下，采用主动断食作为机体应激刺激原，干预机体基本生理状态，产生全身性非特异性应激应答机制，实现主动调整机体生理、心理、病理及机体微生物环境、状态的治疗手段。伏病辟谷应激应答分为四个时期，分别是辟谷警觉期、辟谷抵抗期、辟谷自愈期和辟谷修复期。

伏病辟谷是基于伏病学对现代人发病机制的新认识，结合辟谷的应激应答机制，针对性提出的辟谷理论和实践。由于我们当前的生活方式、工作方式以及自然环境的改变，导致机体出现“湿因子”或“火因子”等致病因子。中医学认为，脾喜燥恶湿，主运化食物、水湿，《素问·至真要大论》说“诸湿肿满，皆属于脾”，“湿因子”最容易从脾系列的黏膜屏障进入人体。肝主疏泄，有调畅情绪、促进血液与津液的运行输布、促进男子排精与女子排卵行经的功能，“火因子”最容易从肝系列的黏膜屏障进入人体。我们首先采用伏病辟谷方法截断湿因子来源，并采用药物清透脾胃乃至肠道湿火、湿毒因子，在这个基础上，激活人体应激系统，避免代谢性酸中毒，清透人体“火因子”，疏通肝经，进而强化肾经，保护肾功能。

辟谷的历史记载

1.《大戴礼记·易本命》 “食肉者勇敢而悍，食谷者智慧而巧，食气者神明而寿，不食者不死而神。”

2.《洗髓经》 “食少而服气，乃得享天年。”

3.《史记·留侯传》 “张良性多疾，即导引不食谷。”说的是以导引辟谷作为治疗疾病的方法。

4.《旧唐书》 本书记载一个叫王远知的人，修习吐纳导引之术，服食灵芝和白术等，活到百岁以上，且头发乌黑，步履轻捷。

5.《宋史·陈抟传》 “（陈抟）因服气辟谷，历二十余年……每寝处，多百余日不起。”

6.《太平圣惠方》 书中有“神仙辟谷驻颜秘妙方”，由茯苓、栗子、芝麻、大枣组成，熬成膏服用，要求每日2次，每次50 g。

7.《却谷食气篇》 1973～1974年在湖南长沙马王堆西汉古墓出土的帛书中有一部《却谷食气篇》，论述了以却谷食气养生的理论与方法。

现代科学研究

现代科学研究发现，从低等生物真菌、果蝇到哺乳动物的小鼠和犬类，限制能量摄入均能起到延长生物寿命的作用，即“饥饿”的动物不但活得更久，并且活得更健康。科学家猜测，之所以如此，也许是低热量食物减轻了机体氧化应激。分子生物学相关研究显示，与衰老密切相关的mTOR（哺乳动物雷帕霉素标靶受体）信号传导通路在食物的刺激下活化程度也更高。正确的辟谷不仅对人体功能无损害，而且还能提高人体的某些功能，在减肥健美、祛病强身、延年益寿方面有积极作用。在减低主食和热卡摄入的同时增加体力活动，能有效地控制和预防以2型糖尿病为代表的一系列代谢性疾病。国外有很多研究报道显示，禁食疗法对糖代谢有很好的改善作用。Halberg N观察该实验中健康成年男性禁食和恢复饮食时胰岛素的活动，结果表明间歇禁食可以增加人类胰岛素介导的葡萄糖摄取率，其结果与节约基因的理念一致。Bouhlel E发现禁食可明显降低体重和血脂，但没有扰乱血糖调节或GH/IGF-1系统活动。Hachemi S观察为期1个月的斋月禁食对糖尿病患者的影响，发现2型糖尿病患者可耐受禁食，对合并肥胖的患者尤为适合。M'guil M认为禁食可使糖尿病得到很好的控制，使各项生化指标保持在生理范围。

辟谷对糖尿病患者的好处

对于糖尿病患者来说，控制血糖的首选方法就是"管住嘴，迈开腿"。如果节食和改变生活习惯能够将血糖维持在合理水平，那么就不必求助于药物，这也是不少辟谷推崇者声称辟谷能够"治愈"糖尿病的原因之一。但并非所有糖尿病患者均适用节食的疗法，某些糖尿病类型容易在饥饿的条件下诱发酮症酸中毒。因此对于患者来说，通过辟谷治疗糖尿病要有明确的计划和安排，并兼顾自身感受，最好在专业人士的指导下进行，切记不可盲目投身辟谷的怀抱追求"根治"，以免造成不必要的麻烦。伏病学说认为，伏病辟谷能够有效帮助人体快速消耗堆积在体内的糖分、脂肪，促进人体各项生理功能有序进行，排除体内积存已久的毒素，从而修复人体内受损的基因。故而，对糖尿病患者而言，通过合理、科学的辟谷，能够有效帮助其机体尽快恢复正常的功能。

第二节　酵素治糖尿病，你知道吗？

案例纪实

谢某，男，45岁。身高173 cm，体重85 kg，发现2型糖尿病3个月，血糖控制不佳。体检：空腹血糖10.5 mmol/L，餐后2小时血糖15.2 mmol/L，糖化血红蛋白7.8%，血脂紊乱。同时伴有头晕头胀、胸闷气短、大便黏腻不爽等症状。就诊时表明讨厌一切中西药，希望通过单纯饮食、运动等方法控制。

中医诊断：痰湿夹毒伏肝经。

处方如下：降脂降糖酵素，每日3次，每次30～50 mL，餐前服用；减少动物性食物的摄入，包括牛奶、鸡蛋，以素食为主；每日有氧运动60分钟，每晚11点前入睡，嘱患者绝对配合治疗。

1个月后，体重78.3 kg，空腹血糖8.0 mmol/L左右，餐后2小时血糖10.5 mmol/L左右，身体症状明显改善，有大量黑绿色宿便排出。

2个月后，体重74.6 kg，空腹血糖6～8 mmol/l，餐后2小时血糖8～10 mmol/L，自觉无明显不适，大便每日2～3次。

3个月后，体重72.5 kg，空腹血糖6.2 mmol/l，餐后2小时血糖7.5 mmol/L，糖化血红蛋白5.9%，血脂正常，身体无不适。跟踪随访3个月，各项指标均在正常范围内。

点评：这是在21世纪新兴起的一种治疗方法——酵素治疗，目前在日本、欧美等地区较流行，近年来开始在国内应用。

酵素，其实就是酶。它是一种具有很强的生物催化作用的高分子物质，大多数为氨基酸，少数为DNA或RNA。酶是人体内新陈代谢的催化剂，只有酶存在，人体内才能进行各种生化反应。生物体由细胞构成，每个细胞由于酶的存在才表现出种种生命活动，体内的新陈代谢才能进行。人体内酶越多、越完整，其生命就越健康。当人体内没有了活性酶，生命也就结束了，人类的疾病很多与酶缺乏或合成障碍有关。

正常情况下，人体内的酵素是足够维持生命代谢平衡的。但是在一些异常的生活方式下，比如摄入的营养过于丰富，就会导致酵素相对不足；长时间的缺少运动或置于强辐射下，会导致酵素的活性下降。酵素的相对或绝对不足，就不能促进体内相应的化学变化，多余的营养成分或代谢垃圾不能排出体外，就会导致很多器官负担过度，久之则疾病丛生。

当体内出现“湿、火、毒、痰、瘀、积”六种致病因子，这六种致病因子会改变我们人体的内环境，引起机体的二次免疫损伤、空腔脏器的黏膜屏障受损，导致溶菌酶及吞噬细胞异常活跃、细胞线粒体结构异常，致使能量利用障碍，器官、组织、细胞等糖利用异常，出现2型糖尿病。

当血液中的葡萄糖与胰岛素结合，变成能量因子后，再通过细胞中线粒体的成分转化，才能被脏器的每个细胞吸收利用。所以说糖利用发生异常，与线粒体结构改变有直接关系。线粒体是真核生物进行氧化代谢的部位，是糖类、脂肪和氨基酸最终氧化释放能量的场所。这个过程离不开单胺氧化酶、腺苷酸激酶、细胞色素氧化酶、还原型辅酶Ⅰ和乙酰辅酶A、NADH-泛醌氧化还原酶等各种酶的参与。

因此活性酶对于改善黏膜免疫以及修复线粒体功能，具有非常重要的价值。伏病学说认为，合理应用酵素可以有效增加机体代谢能力，促进体内伏病因子的清除及受损组织的修复，增加对糖的吸收利用能力，对糖尿病的预防和治疗有重要作用。

下面介绍一些控制糖尿病的酵素。

酵素常识与降糖的酵素材料

人体内的酵素并不是一成不变的，很多不正确的生活方式都会导致某些酵素缺乏，导致亚健康甚至疾病。因为酶的本质是生物活性的氨基酸，因而容易被高温、强酸、强碱等破坏。酶的催化活性也可以受其他分子影响，抑制剂可以降低酶的活性，激活剂则可以增加酶的活性。有许多药物就是酶的抑制剂。酶的活性还可以被温度、化学环境（如pH值）、底物浓度以及电磁波（如微波）等许多因素影响。

比如人类饮食偏食过酸或过碱性的食物，就会造成体内酸碱不平衡，影响酶的活性。而长期食用煮过、加压过的食物，因其高温环境导致大部分酵素被破坏，所以这些食物中不含任何活性酶（食物中的酶承担了高达75%的消化任务），这样就会极大地增加消化器官的负担，必须得借助其他脏器的能量支援，时间一久，脏器黏膜就会受到损伤，出现疾病。所以很多人吃完大餐会有想睡觉或疲倦感，就是这个原因。

酶的种类很多，大约有5000多种。按照其来源可分为天然食物酶、身体内消化酶、新陈代谢酶、含酶食品（酵素食品），其中可以通过食用补充的酵素达2000多种。

所以在维持良好的工作、生活方式的同时，适当地针对性摄入补充酵素，对人体改善症状、防治疾病甚至延年益寿都有巨大的帮助。目前，在欧美地区、日本和我国台湾地区，酵素养生的应用非常广泛。他们补充酵素的方式除了新鲜的水果、蔬菜外，酵素食品也是选择之一。

酵素食品是一种特殊食品，是由微生物发酵或从各种天然动植物酵素中提取后，经现代工艺加工而成的易于保存、运输、食用的酵素产品。目前市场上的酵素产品主要有液体酵素和固体（粉状）酵素，其中液体酵素效果更佳，但固体酵素方便运送及保存。

酵素的制作工艺并不复杂，我们自己在家里也可以制作酵素。把新鲜的水果、蔬菜或药材洗干净后切成小块，与冰糖、水按照一定比例（3 ∶ 1 ∶ 10）放在瓶中，其总量最好不要超过瓶子容积的80%。容器密封后放在阴凉处，发酵过程中需要适当打开容器让气体流通，经过一定时间（一般3个月）的发酵，过滤掉碎渣就是酵素了。

由于各种食物原料中含有不同的酶，因而可制成具有不同治疗及保健功能的酵素。我们来看看那些对糖尿病有帮助的材料。

水果类：柠檬、沙棘、樱桃、草莓、荔枝、木瓜、黄梨、火龙果、芦梨、猕猴桃、山楂、菠萝、桑椹、柚子、苹果等。

药材、食材类：纳豆、黄精、葛根、桑叶、人参、黄芪、肉桂、苦瓜、山药、薏苡仁、覆盆子、枸杞子、决明子等。

降糖酵素秘方及其降糖原理

酶功能的紊乱在糖尿病的发生、发展过程中占有重要地位。目前临床研究与糖尿病关系较为密切的酶包括：α-葡萄糖苷酶、醛糖还原酶、一氧化氮合酶、血管紧张素转换酶、肉碱脂酰转移酶Ⅰ和Ⅱ、蛋白激酶C、二肽基肽酶Ⅳ、蛋白酪氨酸激酶、蛋白酪氨酸磷酸酶等。常用降糖西药拜糖苹就是由白色放线菌属菌群发酵而成，其原理是抑制α-葡萄糖苷酶的活性，从而降低餐后血糖。

尽管酵素是保健品，却也不是任何人都适合服用的，就算是糖尿病患者，购买酵素或自己制作酵素，也需要“辨证分析”，才能取得应有的疗效。

下面就简单介绍几种针对糖尿病的酵素。

1. 针对2型糖尿病初期或前期

材料准备：复合分解酵素、纳豆、人参萃取物、黄芪萃取物、苦瓜、沙棘、樱桃、草莓、荔枝、木瓜。

配方原理：能有效改善菌群失调，调整消化道G细胞和S细胞比例，改善胰岛素分泌。

适用人群：

（1）有糖尿病家族遗传病史者。

（2）糖尿病基因易感表达者。

（3）体型超重或肥胖，但无糖尿病或其他重大疾病明确诊断者。

（4）血糖在正常值或略微升高（空腹血糖在7.0 mmol/L以下，餐后或随机血糖在7.8 mmol/L以下）者。

2. 针对2型糖尿病中期

材料准备：复合分解酵素、纳豆、桑叶提取物、人参萃取物、黄芪萃取物、赤灵芝萃取物、肉桂、苦瓜、沙棘、山药、火龙果、芦梨、猕猴桃、木瓜。

配方原理：能有效改善菌群失调，调整线粒体能量代谢，改善细胞、组织、器官糖利用。

适用人群：

（1）明确诊断糖尿病，血糖空腹大于7.0 mmol/L，餐后或随机小于11.1 mmol/L者。

（2）服用西药，血糖水平控制尚可（空腹在7.0 mmol/L左右，餐后或随机小于10 mmol/L）者。

（3）无明显、严重的糖尿病并发症者。

3. 针对2型糖尿病后期

材料准备：复合分解酵素、纳豆、黄精萃取物、葛根萃取物、薏苡仁萃取物、覆盆子萃取物、人参萃取物、黄芪萃取物、肉桂、苦瓜、沙棘、山楂、火龙果、猕猴桃、木瓜。

配方原理：能有效改善菌群失调，调整线粒体能量代谢，改善细胞、组织、器官的糖利用，调控神经-内分泌-免疫系统，降低血液黏稠度，防治2型糖尿病及其并发症。

适用人群：

（1）口服药物血糖水平控制不佳，或注射胰岛素，随机血糖大于11.1 mmol/L者。

（2）糖尿病病程超过8年，或伴有严重肝肾损害，或伴有明显糖尿病急、慢性并发症者。

第三节 糖尿病吃的艺术，你知道吗？

案例纪实

陆某，女，62岁，上海人，退休。发现糖尿病2个月，服用那格列奈片，每次1片，每日3次，血糖控制较好，空腹血糖5.2 mmol/L，餐后2小时血糖7.0 mmol/L，糖化血红蛋白5.9%，糖化血清白蛋白16%；睡眠不佳，偶尔小腿抽筋，口干、眼睛干涩，迎风流泪；小脑梗死，颈椎不适，乳腺结节，腰酸明显、骨质疏松，甲状腺结节，胆囊炎，肝囊肿，轻度老年性阴道炎。

查体：舌稍红有红点，苔薄黄，裂纹明显；脉细弦略滑，右寸弦涩，右关濡小躁，右尺沉濡；左寸涩，左关濡躁小涩，左尺濡。

中医诊断：痰火伏肾经。

由于患者能够密切配合治疗，给予2型糖尿病药化疗法（以中药降糖颗粒为主，每日3次，每次1包；将格列奈片的服用方法改为每次1片，每日2次，停中午那一次；功能性外治，伏病点穴+伏病刮痧或艾灸或火疗或罐疗，每周2次；素食，配合日常有氧运动），3个月为1个疗程。治疗期间减量服用那格列奈片（1片/次，每日2次，中午停服）。3个月后复查：糖化血清白蛋白16.7%，空腹血糖5.18 mmol/L，糖化血红蛋白6.0%。4个月后停用西药，空腹血糖稳定在5～6 mmol/L，餐后2小时血糖稳定在8～9 mmol/L，续调其他问题。

点评：该患者能够取得良好的控糖效果，主要是由于发现糖尿病后能够密切配合我们“五位一体”的健康管理方案进行治疗。在此有必要纠正一个普遍的误区：发现糖尿病2个月，并不代表自己患糖尿病才2个月。临床上，有不少重症（例如肿瘤、高血压、糖尿病等）患者，最初得病的时候并没有明显的自觉不适，而等到有明显不适的时候，多数情况下已进入了疾病的中晚期阶段。故而，我们还是提倡人们平素应该坚持以植物性食物为主的饮食习惯，科学运动，合理作息，适龄婚育，与环境和谐相处。如此，才能远离疾病！

糖尿病患者应该怎么吃？

自从伏病学说提出了“植物模式饮食习惯”的健康饮食理念后，有不少糖尿病患者都提出了一个共同的疑惑：“医生，如果不吃肉，那该如何吃才能够避免营养不良？”这个问题问得好！糖尿病患者在饮食上都是极为讲究的。糖尿病患者究竟该如何科学饮食？这的确是一件值得我们关注的事情。

糖尿病吃的艺术

糖尿病的发生多归因为湿因子、火因子，二者缠绵不去，糖尿病很难得到控制。从饮食方面看，要注意两方面。一是要少吃容易产生湿、火因子的食物。动物性食物是体内湿因子产生的一个重要来源。坚持合理的饮食搭配，可以有效减少这些潜在致病因子的产生。二就是排毒，就是适当地食用可以清除这类致病因子的食物。很多绿叶蔬菜都是可以清除湿火因子的，因此建议糖尿病患者多吃蔬菜。

对于糖尿病患者的一日三餐，早餐应以入脾经为主，午餐以入脾、肾两经为主，晚餐则以入肺、肾两经为主，这样有利于脾气的升发、祛湿通络，并且使一日之内较多的水谷精微能够顺利转化，从而减少湿、火因子的生成。另外，适当增加一些水果如樱桃、草莓、木瓜、西瓜等。

七套组合，搞定三餐

下面给出几套适用于糖尿病患者的食谱。

1. 早餐（表3）

表3　早餐食谱

套　数	菜　名	食　材	重量(g)	备　注
第一套（M1）	薏仁粥	薏　米	20	清　湿
		粳　米	30	健脾和胃
	小　菜	芹　菜	20	清　湿
		胡萝卜	30	健脾清热
	馒　头	小麦粉	50	养胃消胀
第二套（M2）	南瓜粥	南　瓜	20	清　湿
		粳　米	80	健脾和胃
	凉拌黄花菜	黄花菜	50	清　火
	脱脂牛奶	脱脂牛奶	100	健脾清热
第三套（M3）	馒　头	小麦粉	50	养胃消胀
	果仁菠菜	花生米	10	悦脾和胃
		菠　菜	40	清热调中
	豆　浆	黄　豆	15	补虚化痰
第四套（M4）	水煮蛋	鸡　蛋	50	补　肾
	红薯粥	红　薯	20	健　脾
		粳　米	30	健脾和胃
	腐竹鲜菇	腐　竹	20	清　火
		香　菇	30	清　湿

（续表）

套　数	菜　名	食　材	重量(g)	备　注
第五套（M5）	扁豆山药粥	扁　豆	10	清　湿
		山　药	20	健　脾
		粳　米	20	健脾和胃
	丝瓜炒蛋	丝　瓜	30	清　热
		鸡　蛋	20	补　肾
	花　卷	小麦粉	50	养胃消胀
第六套（M6）	玉米粥	玉　米	20	清　湿
		粳　米	30	健脾和胃
	菜　包	小麦粉	30	养胃消胀
		青　菜	20	清　热
	脱脂牛奶	脱脂牛奶	100	健脾清热
第七套（M7）	薏仁粥	薏苡仁	20	清　湿
		粳　米	30	健脾和胃
	木须肉炒蛋	黄花菜	10	清　火
		黑木耳	20	养　血
		鸡　蛋	20	补　肾
	豆　浆	黄　豆	15	补虚化痰

2. 午餐（表4）

表4　午餐食谱

套　数	菜　名	食　材	重量(g)	备　注
第一套（N1）	刀豆炒土豆	刀　豆	20	清　热
		土　豆	30	健脾和胃
	笋丝炒鸡丝	竹　笋	30	清　火
		鸡　肉	20	补　气
	清炒绿豆芽	绿豆芽	50	祛湿清火
	白米饭	粳　米	50	健脾和胃

（续表）

套数	菜名	食材	重量(g)	备注
第二套（N2）	木耳炒蛋	黑木耳	30	养血
		鸡蛋	20	补肾
	清蒸鲫鱼	鲫鱼	50	健脾化湿
	番茄炒藕片	番茄	30	清热生津
		藕片	20	清火
	黑米饭	黑米	20	清湿
		粳米	30	健脾和胃
第三套（N3）	凉拌小菜丝	萝卜	30	清湿
		芹菜	20	清湿
	豇豆炒肉丝	豇豆	20	清热
		猪肉（瘦）	30	健脾补益
	爆炒豌豆	豌豆	50	清湿
	黄金饭	玉米	15	清湿
		小米	15	健脾清热
		粳米	20	健脾和胃
第四套（N4）	青菜丝豆腐汤	青菜	10	清热
		豆腐	20	益气祛湿清热
	凉拌双丝	海带	25	清热化痰
		竹笋	25	清火
	洋葱炒蛋	洋葱	30	祛痰
		鸡蛋	20	补肾
	薏米饭	薏苡仁	20	清湿
		粳米	30	健脾和胃
第五套（N5）	海带排骨汤	排骨	20	健脾
		海带	20	清热化痰
	青菜香菇	香菇	30	清湿
		青菜	20	清热
	清蒸茄子	茄子	50	清火
	米饭	粳米	50	健脾和胃

（续表）

套数	菜名	食材	重量(g)	备注
第六套(N6)	芹菜炒木耳	芹菜	20	清湿
		木耳	30	养血
	鲫鱼冬瓜汤	鲫鱼	30	健脾化湿
		冬瓜	20	清湿
	青菜香菇	香菇	30	清湿
		青菜	20	清热
	杂粮饭	荞麦	10	清湿
		小米	10	健脾清热
		粳米	30	健脾和胃
第七套(N7)	山药炒鸡丝	山药	20	健脾
		鸡丝	30	补气
	番茄炒蛋	番茄	20	清热生津
		鸡蛋	30	补肾
	清炒莴苣	莴苣	50	清湿
	白米饭	粳米	50	健脾和胃

3. 晚餐（表5）

表5　晚餐食谱

套数	菜名	食材	重量(g)	备注
第一套(S1)	凉拌三丝	白萝卜	10	清湿
		紫甘蓝	30	清湿
		绿豆芽	10	祛湿清热
	肉末豆腐	豆腐	30	益气祛湿清热
		猪肉	20	健脾补益
	银耳粥	银耳	20	补气和血
		粳米	20	健脾和胃

（续表）

套数	菜名	食材	重量(g)	备注
第二套（S2）	清炒豇豆	豇豆	50	清热
	黄瓜炒鸡蛋	黄瓜	20	祛湿清火
		鸡蛋	30	补肾
	银耳羹	银耳	20	补气和血
		莲子	10	健脾补心安神
		红枣	20	健脾
第三套（S3）	青椒炒茄子	青椒	20	清湿
		茄子	30	清火
	清炒莴苣	莴苣	50	清湿
	南瓜粥	南瓜	20	清湿
		粳米	30	健脾和胃
第四套（S4）	洋葱炒鸡蛋	洋葱	30	祛痰
		鸡蛋	20	补肾
	蒜泥生菜	生菜	50	清热
	绿豆粥	绿豆	20	祛湿清火
		粳米	30	健脾和胃
第五套（S5）	鱼香茄子	茄子	35	清火
		猪肉（瘦）	15	健脾
	黑米粥	黑米	20	清湿
		粳米	30	健脾和胃
	凉拌黄瓜	黄瓜	50	祛湿清火
第六套（S6）	清炒空心菜	空心菜	50	清热
	木耳炒蛋	木耳	20	养血
		鸡蛋	30	补肾
	米饭	粳米	50	健脾和胃
第七套（S7）	清炒生菜	生菜	50	清热
	黑米粥	黑米	20	祛湿
		粳米	30	健脾和胃
	凉拌西兰花	西兰花	50	清湿

第四节 糖尿病患者可以吃水果，你知道吗？

案例纪实

徐某，男，52岁，浙江嘉兴人。2016年2月发现血糖偏高，空腹血糖8.1 mmol/L。目前主要症状：头痛3～4年，大脑感觉像缺氧一样，血压偏高，记忆力减退，听力减退，乏力感明显，颈动脉血管曾做过支架手术。患者自发现血糖升高以后，不敢进食任何水果，饮食也明显减少，导致患者无法正常生活。

查体：舌暗紫，苔白腻，脉弦稍芤，左尺细。

中医诊断：瘀毒伏肝经。

给予患者2型糖尿病药化疗法（以中药汤剂补阳还五汤加减为主，每日3次，以及伏藏刺络+伏病点穴降糖理疗，每2周1次），3个月为1个疗程。2个月后，空腹血糖稳定在5～6 mmol/L，头痛消失，血压基本恢复正常。继续调理，同时嘱其可以适当、科学进食水果；定期参加辟谷“气化疗法”，坚持谷化。

点评：很多老百姓对2型糖尿病的认识存在普遍的误解，继“谈痨色变”“谈癌色变”之后，又逐渐开始出现“谈糖色变”，对各种水果连碰都不敢碰。这主要是因为2型糖尿病中后期会出现各种严重并发症，例如糖尿病性视网膜病变导致的失明、糖尿病肾病、糖心病……同时，对于糖尿病患者来说，原先自身存在的其他疾病症状，也是可以在血糖高而无法有效控制的情况下加速病情的进展！

本例患者在治疗过程中，针对其血糖高的情况给予控糖治疗，同时嘱其适当、科学地进食水果，不仅不会增加治疗难度，甚至有助于血糖的控制。

糖尿病患者的“悲哀”

炎炎夏季，当人们尽情啃食着能够清暑利湿的西瓜那红色味美的瓜瓤时，有一种人却只能啃几口西瓜皮而不敢吃又红又甜的西瓜瓤，这着实是人生中的一种悲哀！

错误的饮食理念

过去，很多人都认为糖尿病患者就应该少吃，尤其是不应该吃甜的东西！而有这种想法的糖尿病患者却普遍存在着一个共同的错误理念：在控制血糖方面，虽然在饮食上是控制了，平素甚至连一口水果都不碰，可是对于酒肉却毫不忌口！他们认为，吃得少了，就要吃得好一些！生病了就要补一补！

为什么说这种理念是错误的呢？首先，糖尿病自古以来就是富贵病，更多情况下不是因为营养不良导致的，而是因为营养过剩导致的，所以对于糖尿病患者来说，更多的不是需要进补，而是需要及时清理出体内的垃圾。再则，“肉就是营养，营养就是高蛋白质”这与真正的营养学理念是相违背的，肉吃得越多，其代谢产物尿酸、尿素等在人体内积存得就越多，形成内“湿”，而人体内生的“湿因子”恰恰容易引发人体糖尿病、肿瘤、痛风等易感基因的表达。因此，饮食上“凡补必肉”对于糖尿病患者而言是不可取的。

糖尿病患者可以吃水果

可能有人会问：“糖尿病患者因为血糖高已经不能多吃水果，如果再不吃肉，那不是要让人活活饿死？”其实不然，对于糖尿病（尤其是2型糖尿病）患者而言，很多水果都可以大胆去吃，现列举如下。

樱桃：能够增加人体内胰岛素的含量。

草莓：可以辅助降血糖。

山楂：能够预防糖尿病血管并发症。

荔枝：含降血糖的物质。

橄榄：能够预防糖尿病并发心血管疾病。

无花果：含高纤维，可促进人体毒素的排出。

西瓜：适合糖尿病合并肾病的患者食用。

木瓜：能够降低血糖。

桃子：能够降低餐后血糖。

杨桃：能够迅速补充水分，生津止渴，降低血糖。

猕猴桃：能够调节人体糖代谢。

柑橘：能够预防糖尿病患者出现视网膜出血。

柚子：能够调节血糖。

柠檬：能够预防脏器功能障碍等糖尿病并发症。

芦梨：有助于胰岛β细胞修复。

苹果：能减少血糖含量，预防糖尿病。

菠萝：减少胰岛素和药物的依赖性。

石榴：能够降低糖尿病造成的心血管疾病风险。

番石榴：能够提高人体对胰岛素的敏感性。

火龙果：适合老年糖尿病患者食用。

健康小贴士

随着人们健康饮食习惯的形成，蔬果逐渐成为老百姓餐桌上的“宠儿”，然而我们有一些小小的建议。

(1) 在日常饮食习惯上提倡“1，2，3原则”，即1种粗粮，2种绿叶菜，3种水果。

(2) 某些水果不宜空腹食用，如柿子、橙子、香蕉、柠檬等。

(3) 水果和蔬菜虽然都是人体每天必须摄取的植物性食物，但是水果不可以代替蔬菜。

(4) 目前市面上有不少果味饮料，其含有的色素通常是人工色素，和水果本身所含有的天然色素之间有着本质的不同。人工色素摄取过量，对人体而言是一种毒素。

第五节 清除糖尿病致病因子的常见食材，你知道吗？

案例纪实

徐某，女，1954年出生。确诊2型糖尿病8年，通过格列美脲、二甲双胍、拜糖苹联合用药，血糖控制不理想。医生要求胰岛素注射控制血糖，患者拒绝胰岛素治疗，转而求助中医治疗。来诊时糖化血红蛋白16.6%，空腹血糖13.3 mmol/L。主要症状：浑身乏力，少气懒言，夜尿频多。

查体：舌淡，苔黄腻，有裂纹。脉濡。

中医诊断：湿火夹瘀伏脾经。

给予2型糖尿病药化疗法(以降糖3号加减为主，每日3次，以及标准伏病点穴降糖理疗，每月4～8次)，3个月为1个疗程。反复治疗2年，目前糖化血红蛋白7.4%，空腹血糖10.15 mmol/L，已经停用一切西药，续调中。

点评：大多数老百姓通常对于2型糖尿病的了解，只晓得有餐后2小时血糖及空腹血糖这两项指标，其实"糖化血红蛋白"这项指标，相比前两项指标能更加精准地反映患者治疗过程中的血糖变化情况。其原因在于，空腹血糖及餐后2小时血糖仅仅只是反应患者刻下体检时的情况，容易受患者情绪紧张或进食量过多等额外因素的影响。例如，患者测血糖前因为针扎手指感到疼痛紧张，会使人体胰高血糖素瞬间大量释放，即可导致血糖一过性升高。故而，空腹血糖和餐后2小时血糖不能够有效说明总体的血糖变化情况。

而糖化血红蛋白则反应患者取血前2～3个月内平均血糖的变化情况，故而相比空腹血糖及餐后2小时血糖在评判2型糖尿病患者治疗过程中的疗效情况更加精准。此案患者身患2型糖尿病8年多，虽每天口服3种西药，糖化血红蛋白仍高达16.6%，空腹血糖13.3 mmol/L，血糖控制得非常不理想，应该及时改为胰岛素注射。但由于患者恐惧胰岛素注射，不得已采用中医方法治疗。经过2年的治疗，现今在停用一切西药的情况下，糖化血红蛋白7.4%，空腹血糖10.15 mmol/L，患者的血糖情况已得到了大幅度的改善。期间，正确的膳食指导也功不可没，尤其是对于老年糖尿病患者，坚持正确的糖尿病饮食有着积极的意义。

单纯采用热量计算方法设计的糖尿病患者进餐方法，从人性和社会学角度出发，不便于日常使用，而我们关于糖尿病膳食营养的观点更加有效和具有可操作性。

"湿火"——万病之源

日常生活中，很多人都不希望自己发胖。肥胖除了会影响人的美观之外，还容易诱发"三高问题"及心脑血管等疾病……然而，与其说肥胖是"万恶之源"，不如说"湿火"是万病之源。当代常见疾病，尤其是以2型糖尿病为代表的病种，其疾病的发生往往先从内生湿火开始，进而产生湿毒，再发展为痰瘀，直至积结。因而，我们只有把握住了疾病的演变规律，才能够与时俱进地掌控疾病的发生过程。

把疾病“吃”回去

国医大师张学文教授曾经提到过，“当代人的各种问题归结到一句话就是：平常吃太好，动太少”。糖尿病患者同样也是“病从口入”的受害者。然而万事万物相生相克，负阴而抱阳，当代人所生的各种疾病可以从吃中来，同样也可以把疾病给“吃”回去！那么糖尿病患者该怎样把疾病给“吃”回去呢？

清除六浊，恢复健康

伏病学说认为，糖尿病（尤其是2型糖尿病）的发生在于内生湿、火、毒、痰、瘀、积六浊因子和人体内关于糖尿病方面的易感基因激活或表达，故而我们通过正确的饮食及时、有效地清除人体内生六浊，对防治糖尿病有意义重大。

【常见的清除糖尿病湿因子的食材】

李子、木瓜、草莓、花生、玉米、大麦、薏苡仁、黄豆芽、豆腐、黑豆、绿豆、红豆、扁豆、萝卜、辣椒、冬瓜、黄瓜、大白菜、芹菜、莴笋、茼蒿、竹笋、苋菜、花菜、马齿苋、裙带菜、紫菜、鹌鹑、鲤鱼、鲫鱼、青鱼、鲢鱼、蛤蜊、茶等。

【常见的清除糖尿病火因子的食材】

梨、猕猴桃、葡萄、橄榄、小米、莜麦、黄豆芽、豆浆、豆腐、绿豆、茄子、小白菜、油菜、冬瓜、苦瓜、百合、空心菜、丝瓜、荸荠、蛋清、鸭肉、鲍鱼、甲鱼、蛤蜊。

【常见的清除糖尿病毒因子的食材】

柠檬、柚子、白梅花、玫瑰花、茉莉花、韭菜、菠菜、黄花菜、上海青、蘑菇、藕、桂花、油菜、山楂、醋、鸭肉、鲫鱼等。

【常见的清除糖尿病痰因子的食材】

梅子、柚子、芋头、桂花、豆浆、萝卜、冬瓜、丝瓜、大蒜、洋葱、荠菜、茼蒿、竹笋、荸荠、生姜、蕨菜、海带、紫菜、橄榄、海虾、海蜇。

【常见的清除糖尿病瘀因子的食材】

葡萄柚、柠檬、山楂、黑豆、绿豆、魔芋、空心菜、大白菜、荠菜、山药、洋葱、木耳、番茄、香菇、花菜、葱、海参、菱角、青鱼、牡蛎等。

第六节 改善糖尿病家常菜——松仁玉米，你会做吗？

【材料】

新鲜玉米1根，松仁50 g，青椒1个，红椒1个，盐3 g。

【主要食材简介】

1. 玉米

（1）玉米中的纤维素含量很高，具有刺激胃肠蠕动、加速粪便排泄的功效，可防治便秘、肠炎、肠癌等。

（2）玉米中含有的维生素E有促进细胞分裂、延缓衰老、降低血清胆固醇、防止皮肤病变的功能，还能减轻动脉硬化和脑功能衰退。

（3）玉米中含有的黄体素、玉米黄质可以对抗眼睛老化。

（4）玉米中含谷胱甘肽，具有抗癌的作用。同时，玉米中还含有较多的谷氨酸，谷氨酸有健脑的作用，可辅助脑组织里氨的排除，增强记忆力。

现代药理研究发现：玉米须的发酵制剂对家兔有明显的降血糖作用；水煎剂7.5 g/kg、15 g/kg、30 g/kg灌胃，连续7天，对四氧嘧啶所致的小鼠糖尿病有显著的治疗作用，对葡萄糖、肾上腺素引起的小鼠高血糖也有明显的降血糖作用。

2. 松仁

（1）松仁中富含不饱和脂肪酸，如亚油酸、亚麻油酸等，能降低血脂，预防心血管疾病。

（2）松仁中含有大量矿物质如钙、铁、钾等，能给机体组织提供丰富的营养成分。

（3）松仁中维生素E高达30%，有很好的软化血管、延缓衰老的作用，是中老年人的理想保健食物，也是女士们润肤美容的理想食物。

（4）松仁富含脂肪油，能润肠通便缓泻而不伤正气，对老人体虚便秘、小儿津亏便秘有一定的食疗作用。

（5）松仁中的磷和锰的含量丰富，对大脑和神经有补益作用，是学生和脑力劳动者的健脑佳品，同时对老年痴呆也有很好的预防作用。

中医学认为，松仁性温味甘，具有养阴息风、润肺滑肠等功效，能治疗风痹、头眩、燥咳、吐血、便秘等病。健康人食之可减少疾病，增强体质。

【做法】

1. 将玉米煮熟后剥粒，青椒、红椒切末。

2. 起锅，将松仁放入锅中，小火慢慢焙香，待松仁表面变微黄泛油光时，盛出自然冷却。

3. 再起锅，倒入油，大火加热至七成熟，倒入玉米粒与青、红椒末翻炒1分钟，加入盐适量，加入3汤匙水，待水快收干时放入松仁即可。

【功效】

抗癌通便，清热祛湿，降低餐后血糖水平。

第七节 改善糖尿病家常菜——芹菜炒香干，你会做吗？

【材料】

香干300 g，芹菜200 g，植物油4 mL，盐适量。

【主要食材简介】

1. 芹菜　据现代科学分析，每100 g芹菜中含有蛋白质2.2 g、脂肪0.3 g、糖类1.9 g、钙160 mg、磷61 mg、铁8.5 mg，此外还含有胡萝卜素和其他多种维生素。芹菜营养丰富，含有较多的钙、磷、铁及胡萝卜素、维生素C、维生素P等，长期以来既作食用，又作药用。此外，芹菜中含有丰富的挥发性芳香油，既能增进食欲、促进血液循环，还能起到醒脑提神的效果。中医学认为，芹菜性味甘凉，具有清胃涤痰、祛风理气、利口齿、爽咽喉、清肝明目和降压的功效。

2. 香干　香干中含有丰富的蛋白质、维生素、钙、铁、镁、锌等营养元素，营养价值较高。香干的原料为大豆，大豆中的蛋白质属完全蛋白，不仅含有人体必需的8种氨基酸，而且其比例也接近人体需要，营养价值较高。其含有的卵磷脂可去除附在血管壁上的胆固醇，防止血管硬化，预防心血管疾病，保护心脏。同时，香干中钙质丰富，可防止因缺钙所引起的骨质疏松，促进骨骼发育，对小儿、老人的骨骼生长极为有利。

【做法】

1. 香干洗净切条，芹菜洗净切段。
2. 锅内加入植物油烧热，下香干条炒至水分干，再下芹菜炒匀。
3. 加盐调味，炒至入味即可。

【功效】

降糖通便，增强免疫力，预防高血压、高血脂以及血管硬化等并发症。

第八节 改善糖尿病家常菜——苦瓜煲鹌鹑，你会做吗？

【材料】

鹌鹑 200 g，苦瓜 100 g，枸杞子 10 g，橄榄油 4 mL，清汤、盐、姜片各适量。

【主要食材简介】

1. 鹌鹑 现代研究认为，鹌鹑肉适用于营养不良、体虚乏力、贫血头晕、肾炎浮肿、高血压、肥胖、动脉硬化等患者食用。其所含的丰富的卵磷脂可生成溶血磷脂，有抑制血小板凝聚的作用，可阻止血栓形成，保护血管壁，阻止动脉硬化。磷脂是高级神经活动不可缺少的营养物质，具有健脑的作用。从中医学角度出发，鹌鹑性味甘、平、无毒，入肺及脾经，有消肿利水、补中益气的功效，被视为“动物人参”。鹌鹑是典型的高蛋白质、低脂肪和维生素多的食物，对肥胖者来说是理想的肉食品种。

2. 苦瓜 苦瓜味苦，生则性寒，熟则性温。生食清暑泻火，解热除烦；熟食养血滋肝，润脾补肾。现代研究发现：苦瓜能泻去心中烦热，排除体内毒素。同时，常吃苦瓜能使皮肤变得细嫩。用鲜苦瓜捣汁或煎汤，对肝火赤目、胃脘痛、湿热痢疾等有辅助食疗作用；取鲜苦瓜捣烂外敷，可治疗痈肿、疖疮；夏天小儿易患痱子，将苦瓜切片拭擦身上的痱子，可帮助早日痊愈；苦瓜煮水或做美食，可散热解暑。另外，苦瓜提取物含有类似胰岛素样的物质，有明显的降血糖作用。

中医学认为，苦瓜味甘、苦，性寒凉，能清热、除烦、止渴，适于糖尿病偏于胃阴虚有热者。但吃苦瓜也应注意不要损伤脾、肺之气。尽管夏天天气炎热，但也不可吃太多的苦味食物，并且最好搭配辛味的食物（如辣椒、胡椒、葱、蒜），这样可避免苦味入心，有助于补益肺气。

【做法】

1. 将鹌鹑洗净，斩块，焯掉血水；苦瓜洗净，去籽，切块；枸杞子洗净备用。
2. 净锅置火上，加橄榄油，倒入清汤，调入盐、姜片，下入鹌鹑、苦瓜、枸杞子，煲至熟即可。

【功效】

益气补虚，增强体质，降糖降压，清热解暑。

第九节　改善糖尿病家常菜——古法蒸鲢鱼，你会做吗？

【材料】

鲢鱼 300 g，黑木耳 10 g，黄花菜 10 g，葱、盐、料酒、老抽、生抽、香油各适量。

【主要食材简介】

1. 鲢鱼　中医学认为，鲢鱼归脾、胃经，能够温中益气、利水、暖胃、泽肌肤，适用于脾胃虚寒、久病体虚、便溏、皮肤干燥、水肿，也可用于脾胃气虚所致的乳少等症。

2. 黑木耳　据现代科学分析，每 100 g 黑木耳干品中含蛋白质 10.6 g、脂肪 0.2 g、碳水化合物 65 g、粗纤维 7 g、钙 375 mg、磷 201 mg、铁 185 mg，此外还含有维生素 B_1 0.15 mg，维生素 B_2 0.55 mg，烟酸 2.7 mg。因此，黑木耳历来深受广大人民的喜爱，常作为烹调各式中、西名菜佳肴的配料，或和红枣、莲子加糖炖熟作为四季皆宜的佳美点心，不仅清脆鲜美，滑嫩爽喉，而且有增加食欲和滋补强身的作用。同时黑木耳具有一定的吸附能力，因此它又是纺织工人、矿山工人和理发员不可缺少的一种保健食物。黑木耳所含有的木耳多糖对四氧嘧啶糖尿病小鼠高血糖有防治作用，使实验小鼠葡萄糖耐受量及耐受量曲线得到明显改善，此外还能减少糖尿病小鼠的饮水量。中医学认为，黑木耳味甘，入胃、大肠经，具有滋阴润燥、养血益胃、活血止血、润肺润肠的作用。

3. 黄花菜　现代科学研究发现，每100 g黄花菜干品中含有蛋白质14.1 g、脂肪0.4 g、碳水化合物60.1 g、钙463 mg、磷173 mg、铁16.5 mg、胡萝卜素3.44 mg、核黄素0.14 mg、硫胺素0.3 mg、烟酸4.1 mg等。其中碳水化合物、蛋白质、脂肪三大营养物质分别占到60%、14%和2%。中医学认为，黄花菜味甘，性凉，有止血、消炎、清热、利湿、消食、明目、安神等功效，对吐血、大便带血、小便不通、失眠、乳汁不下等有疗效，可作为病后或产后的调补品。

【做法】

1. 将鲢鱼收拾干净，用盐和料酒腌渍；黑木耳泡发后，洗净切条；葱洗净，切成葱花；黄花菜泡发，洗净。

2. 把鲢鱼摆入盘中，放上黑木耳和黄花菜，撒上葱花，淋入老抽与生抽。

3. 用大火蒸15分钟后取出，淋上香油即成。

【功效】

降糖利水，健脾疏肝解郁。

第十节　改善糖尿病家常菜——银鱼苋菜羹，你会做吗？

【材料】

苋菜200 g，银鱼200 g，猪肉20 g，盐适量。

【主要食材简介】

1. 苋菜　现代科学研究发现，每100 g苋菜可含水分90.1 g、蛋白质1.8 g、脂肪0.3 g、碳水化合物5.4 g、粗纤维0.8 g、灰分1.6 g、胡萝卜素1.95 mg、烟酸1.1 mg、维生素C 28 mg、钙180 mg、磷46 mg、铁3.4 mg、钾577 mg、钠23 mg、镁87.7 mg、氯160 mg。苋菜叶富含易被人体吸收的钙质，对牙齿和骨骼的生长可起到促进作用，并能维持正常的心肌活动，防止肌肉痉挛。其丰富的铁、钙和维生素K可以促进凝血。俗语有说：“六月苋，当鸡蛋，七月苋，金不换。”由此可见其营养价值之高。中医学认为，苋菜性凉，味微甘，入肺、大肠经，能够清热利湿，凉血止血，止痢，主治赤白痢疾、二便不通、目赤咽痛、鼻衄等。

2. 银鱼　早在明代时银鱼与松江鲈鱼、黄河鲤鱼、长江鲥鱼并称为“四大名鱼”。其可食部100 g含水分89 g、蛋白质8.2 g、脂肪0.3 g、碳水化合物1.4 g、灰分1.0 g、钙258 mg、磷102 mg、铁0.5 mg、硫胺素0.01 mg、核黄素0.05 mg、烟酸0.2 mg。中医学认为，银鱼有补肾增阳、补虚活血、益脾润肺等功效。

3. 猪肉　猪肉含有丰富的蛋白质及脂肪、碳水化合物、铁等成分。中医学认为，猪肉有补虚强身、滋阴润燥、丰肌泽肤的作用，凡病后体弱、产后血虚、面黄羸瘦者，皆可适用。

【做法】

1. 将苋菜洗净，切丁；银鱼洗净，切丝；猪肉洗净，切末。
2. 置锅于火上，放入适量清水。
3. 将苋菜、银鱼、肉末放入锅中煮熟，加入适量盐即可。

【功效】

清热补虚，降糖降压。

第十一节　改善糖尿病家常饭——薏米黄芪粥，你会做吗？

【材料】

薏苡仁、粳米各50 g，黄芪8 g，盐2 g，葱花适量。

【主要食材简介】

1. 粳米　中医学认为，粳米味甘，性平，具有补中益气、健脾养胃、益精强志、和五脏、通血脉、聪耳明目、止烦、止渴、止泻的功效，称誉为“五谷之首”。古代养生家还倡导“晨起食粥”以生津液，因此，因肺阴亏虚所致咳嗽、便秘的患者可早晚用粳米煮粥服用。经常喝米粥有助于津液的生发，可在一定程度上缓解皮肤干燥等不适。煮粥时若加点梨，则润燥止咳的效果会更好。

2. 薏苡仁　薏苡仁的营养价值很高，被誉为“世界禾本科植物之王”。在欧洲，它被称为“生命健康之禾”；在日本，最近又被列为防癌食物，因此身价倍增。薏苡仁具有易消化吸收的特点，不论食用还是药用，作用都很缓和。中医学认为，薏苡仁其性凉，味甘、淡，入脾、肺、肾经，具有利水、健脾、除痹、清热排脓的功效，主治风湿身痛、湿热脚气、湿热筋急拘挛、湿痹、水肿、肺痿、肺痈、咳吐脓血、喉痹痈肿、肠痈热淋。

3. 黄芪　中医学认为，黄芪味甘，性微温，无毒，归脾、肺、肾经，可以补气固表、托毒排脓、利尿生肌。现代科学研究认为，黄芪有增强机体免疫功能、保肝、利尿、抗衰老、抗应激、降压和较广泛的抗菌作用，能消除慢性肾炎蛋白尿，增强心肌收缩力，调节血糖含量。黄芪食用方便，可煎汤、煎膏、浸酒、入菜肴等。

【做法】

1. 粳米和薏苡仁泡发洗净；黄芪洗净切片，备用；葱洗净，切成葱花。
2. 锅置火上，倒入清水，放入粳米、薏苡仁、黄芪，以大火煮开。
3. 转小火煮至浓稠，调入盐拌匀，撒上葱花拌匀即可。

【功效】

双向调节血糖，改善糖耐量异常，增强胰岛素的敏感性。

第十二节　改善糖尿病家常饭——莜麦蛋饼，你会做吗？

【材料】

莜麦面粉100 g，鸡蛋1个，韭菜50 g，植物油6 g，盐适量。

【主要食材简介】

1. 莜麦　每100 g莜麦所含有的蛋白质可达15.6%，高出大米100%、玉米75%、小麦面粉66%、小米60%，并且含有的8种氨基酸组成较平衡，其中赖氨酸含量还高于大米和小麦面粉；莜面所含的脂肪是大米的5.5倍，是小麦面粉的3.7倍。在禾谷类作物中，莜面的蛋白质含量最高且糖分少，是糖尿病患者理想的食物。又因其脂肪中含有较多的亚油酸，故是老年人常用的食疗佳品。莜麦属于低热量的食物，食后易引起饱腹感，长期食用具有减肥的功效。此外，莜麦中含有丰富的维生素B_1、维生素B_2、维生素E、叶酸等，可以改善血液循环、缓解生活工作带来的压力；其含有的钙、磷、铁、锌、锰等矿物质也有预防骨质疏松、促进伤口愈合、防止贫血的功效。

2. 鸡蛋　每100 g鸡蛋中含蛋白质12.8 g，主要为卵白蛋白和卵球蛋白，其中含有人体必需的8种氨基酸，并与人体蛋白的组成极为近似，人体对鸡蛋中的蛋白质的吸收率可高达98%。每100 g鸡蛋含脂肪11～15 g，主要集中在蛋黄里，也极易被人体消化吸收。蛋黄中含有丰富的卵磷脂、固醇类、蛋黄素以及钙、磷、铁、维生素A、维生素D及B族维生素，这些成分对增进神经系统的功能大有裨益，因此鸡蛋又是较好的健脑食品。

【做法】

1. 韭菜洗干净，切成末、备用；鸡蛋打入碗中搅散，备用。

2. 将韭菜末放入鸡蛋碗中，再加入盐和莜麦面粉调匀。

3. 锅中倒入植物油，待烧热后，放入调好的莜麦韭菜蛋浆，煎至金黄色熟时起锅，切块装盘即可。

【功效】

补肾健脾，通便降脂，降糖降压。

第十三节　改善糖尿病家常饭——山药绿豆汤，你会做吗？

【材料】

绿豆100 g，山药100 g。

【主要食材简介】

1. 绿豆　绿豆中含有蛋白质、脂肪、碳水化合物、维生素B_1、维生素B_2、胡萝卜素、叶酸、钙、磷、铁。绿豆所含的蛋白质主要为球蛋白，其组成中富含赖氨酸、亮氨酸、苏氨酸，但蛋氨酸、色氨酸、酪氨酸比较少。绿豆皮中含有21种无机元素，磷含量最高。中医学认为，绿豆能够清热、解暑、利尿。现代药理研究认为，绿豆的作用为降低胆固醇、抗过敏、抗菌、抗肿瘤、增强食欲、保肝护肾。

2. 山药　中医学认为，山药归肺、脾、肾经，能够健脾益胃、滋肾益精、益肺止咳、延年益寿、减肥健美。据现代科学研究，人类所需的18种氨基酸中，山药中含有其中16种。同时，山药几乎不含脂肪，且其所含的黏蛋白能够预防心血管系统的脂肪沉积，防止动脉过早地发生硬化。山药含有的皂苷能够降低胆固醇和三酰甘油，对高血压和高血脂等有改善作用；山药所含的胆碱是与学习记忆有关的神经传递物质——乙酰胆碱的物质基础。

【做法】

1. 绿豆泡水至膨胀，沥水后入锅，加水以大火煮沸，再转以小火续煮40分钟至绿豆完全软烂。

2. 山药去皮洗净切丁，入热水煮熟后捞起，与绿豆汤混合即可食用。

【功效】

降糖，生津止渴，消肿利尿。

第十四节 改善糖尿病饮品——大麦茶，你会做吗？

【材料】

大麦250 g。

【主要食材简介】

大麦　大麦的营养成分较为丰富，每100 g大麦中含水分13.1 g、蛋白质10.2 g、脂肪1.4 g、碳水化合物63.4 g、膳食纤维9.9 g、钙66 mg、磷381 mg、铁6.4 mg。此外，大麦中还含有维生素、硫胺素、核黄素、烟酸、尿囊素等。大麦胚芽中维生素B_1的含量较小麦更多。中医学认为，大麦味甘，性凉，能健脾消食、除热止渴、利小便，可用于脾胃虚弱、食积饱满、胀闷、烦热口渴、小便不利等病证，亦可用于胃与十二指肠溃疡、慢性胃炎等。

【做法】

1. 将大麦去掉外壳，用清水洗净晾干，然后放入锅中，用文火炒黄炒酥。

2. 将炒好的大麦放入杯中，倒入开水即可。

【功效】

滋补虚劳，充实五脏，益气和胃，利水回乳，调节血糖。

第十五节 改善糖尿病饮品——黄瓜柠檬汁，你会做吗？

【材料】

黄瓜300 g，柠檬50 g。

【主要食材简介】

1. 黄瓜　黄瓜中含有的维生素C、维生素E可美白皮肤、消除皮肤皱纹，对皮肤较黑的人效果尤佳。黄瓜中含有的丙醇二酸可抑制糖类转化为脂肪，具有减肥的功效。同时，黄瓜中所含的葡萄糖甙、果糖等不参与通常的糖代谢，故糖尿病患者以黄瓜代淀粉类食物充饥，血糖非但不会升高，甚至会降低。中医学认为，黄瓜味甘，性凉，无毒，入脾、胃、大肠，具有除热、利水利尿、清热解毒的功效，主治烦渴、咽喉肿痛、火眼、火烫伤。

2. 柠檬　柠檬富含维生素C、糖类、钙、磷、铁、维生素B_1、维生素B_2、烟酸、奎宁酸、柠檬酸、苹果酸、橙皮苷、柚皮苷、香豆精、高量钾元素和低量钠元素等，对人体十分有益。中医学认为，柠檬味酸、甘，性平，归肺、胃经，能够化痰止咳、生津健胃，可用于支气管炎、百日咳、维生素C缺乏症、食欲不振、中暑烦渴。

【做法】

1. 取黄瓜洗净切块，稍焯水，捞出，切碎。
2. 将柠檬洗净切片。
3. 将黄瓜、柠檬一起放入榨汁机中，加少量水榨成汁即可。

【功效】

滋阴解渴，减肥瘦身，降压降糖，美白祛斑。

第十六节 改善糖尿病的饮品——山楂饮，你会做吗？

【材料】

山楂、何首乌、冬瓜皮各5 g，乌龙茶3 g。

【主要食材简介】

1. 山楂　山楂具有降血脂、降血压、强心、抗心律不齐等作用，同时也是健脾开胃、消食化滞、活血化痰的良药，对胸膈痞满、血瘀、闭经等有很好的疗效。另外，山楂内的黄酮类化合物牡荆素是一种抗癌作用较强的物质，其提取物对抑制体内癌细胞生长、增殖和浸润、转移均有一定的作用。

2. 何首乌　何首乌是民间九大神草之一，其生用和制用在功效上有所不同。生何首乌可通便、养血、活络、解毒（截疟）、消痈，制何首乌可补益精血、乌须发、强筋骨、补肝肾。现代药理研究发现：何首乌对东莨菪碱所致的小鼠记忆获得障碍有显著的对抗作用。何首乌可抑制高脂血症，降低总胆固醇、三酰甘油、游离胆固醇和胆固醇酯，延缓脑动脉粥样硬化的形成和发展。另外，何首乌对骨髓粒系祖细胞的生长也有促进作用。制何首乌对强的松龙导致的免疫抑制有一定的对抗作用。

3. 冬瓜皮　中医学认为，冬瓜皮味甘，性凉，归脾、小肠经，具有利尿消肿的作用，常用于水肿胀满、小便不利、暑热口渴、小便短赤。

【做法】

1. 将山楂、何首乌、冬瓜皮洗净。

2. 将以上材料加水煮沸后，滤去残渣，在汁液中加入乌龙茶，加盖焖约5分钟即可饮用。

【功效】

降糖降脂，消食利尿，滋补肝肾。

第十七节　改善糖尿病饮品——玫瑰红茶，你会做吗？

【材料】

玫瑰花5 g，红茶3 g。

【主要食材简介】

1. 玫瑰花　《本草正义》中记载：“玫瑰花……清而不浊，和而不猛，柔肝醒胃，疏气活血，宣通窒滞而绝无辛温刚燥之弊，断推气分药之中，最有捷效而最驯良，芳香诸品，殆无其匹。”常食玫瑰制品可以柔肝醒胃，舒气活血，美容养颜，令人神爽。

2. 红茶　红茶富含胡萝卜素、维生素A、钙、磷、镁、钾、咖啡因、异亮氨酸、亮氨酸、赖氨酸、谷氨酸、丙氨酸、天门冬氨酸等多种营养元素。红茶在发酵过程中，多酚类物质的化学反应使鲜叶中的化学成分变化较大，产生茶黄素、茶红素等成分，其香气比鲜叶明显增加，形成红茶特有的色、香、味。其富含的黄酮类化合物能消除自由基，具有抗酸化的作用，并能降低心肌梗死的发病率。

【做法】

将玫瑰花、红茶洗净，一起放入杯中，冲入沸水，加盖焖5分钟即可饮用。

【功效】

强壮心肌，降糖降压。

第十八节　改善糖尿病饮品——黑豆浆，你会做吗？

【材料】

黑豆40 g，燕麦20 g，玉米须10 g。

【主要食材简介】

1. 黑豆　黑豆味甘，性平，归脾、肾经，能补肾益阴、健脾利湿、除热解毒、消肿下气，用于治疗肾虚消渴、水肿胀满、风毒脚气、黄疸浮肿、风痹痉挛、产后风疼、口噤、痈肿疮毒。黑豆含有丰富的维生素，其中维生素E和B族维生素含量最高，能清除体内的自由基，减少皮肤皱纹。黑豆中的膳食纤维含量高达4%，能促进消化，防止便秘的发生。同时黑豆又富含异黄酮与卵磷脂，具有抗动脉硬化、降胆固醇的作用。黑豆皮为黑色，含有花青素，花青素是很好的抗氧化剂，能清除体内的自由基，尤其是在胃的酸性环境下抗氧化效果好。

2. 燕麦　中医学认为，燕麦味甘，性平，能益脾养心敛汗，可用于体虚自汗、盗汗或肺结核患者。燕麦富含膳食纤维，能促进肠胃蠕动，利于排便。燕麦升血糖指数低，可降血脂。1997年美国FDA认定燕麦为功能性食物，具有降低胆固醇、平稳血糖的功效。美国《时代》杂志评选的“全球十大健康食物”中燕麦位列第五，是唯一上榜的谷类。燕麦中的β-葡聚糖可减缓血液中葡萄糖含量的增加，预防和控制肥胖症、糖尿病及心血管疾病。

3. 玉米须　中医学认为，玉米须味甘、淡，性平，归膀胱、肝、胆经，有利尿消肿、清肝利胆的功效，主治水肿、小便淋沥、黄疸、胆囊炎、胆结石、高血压、糖尿病、乳汁不通。《岭南采药录》中记载，将玉米须和猪肉煎汤可治糖尿病；治小便淋沥砂石，苦痛不可忍，可用玉米须煎汤频服。

【做法】

1. 将黑豆、燕麦用清水泡软，捞出洗净；玉米须洗净，剪碎。

2. 将上述材料一起放入豆浆机中，加水至适宜的水位线，搅打成豆浆；烧沸后，滤去渣即可饮用。

【功效】

清火润肠，降脂降糖，化痰补虚，防病抗癌，增强免疫力。

第十九节　改善糖尿病饮品——菠萝葡萄柚，你会做吗？

【材料】

菠萝100 g，葡萄柚100 g。

【主要食材简介】

1. 菠萝　菠萝原产于南美洲巴西、巴拉圭的亚马孙河流域，16世纪从巴西传入中国，是“南国四大果品”之一。凤梨与菠萝虽然外表相像，但实为不同品种。菠萝削皮后有“内刺”需要剔除，而凤梨削掉外皮后没有“内刺”，不需要用刀划出一道道沟。中医学认为，菠萝味甘、微酸、微涩，性微寒，具有清暑解渴、消食止泻、补脾胃、固元气、益气血、消食祛湿、养颜瘦身等功效，为夏令药食兼优的时令佳果。同时，菠萝皮中富含菠萝蛋白酶，有丰富的药用价值，据国外相关临床研究，菠萝蛋白酶可显著降低心脑血管疾病、糖尿病的发病率，并有一定的抗癌效果。

2. 葡萄柚　葡萄柚又名西柚，是维生素C非常丰富而含糖分较少的水果，减肥人士的餐单都少不了它。其含有的宝贵的天然维生素P可以增强皮肤及毛孔的功能，有利于皮肤保健和美容。中医学认为，西柚味甘、酸，性寒，归胃、肺经，能够清解燥热、生津解渴、行气宽中、开胃消食、通便、消除口臭及肠中恶气、化痰止咳、解醉。现代研究发现，葡萄柚能够滋养组织细胞，增加体力，舒缓支气管炎，利尿，改善肥胖、水肿及淋巴系统疾病，抗感染，调理油腻不洁的皮肤，振奋精神，舒缓压力。

【做法】

1. 将菠萝去皮、洗净；葡萄柚去皮。

2. 将菠萝与葡萄柚均切成适当大小的块，然后将所有的材料放入榨汁机内榨成汁，滤出果肉即可食用。

【功效】

保护心脑血管，防治糖尿病心脑血管并发症。

第六章

运动控制糖尿病的秘密

科学、有规律、适当的运动可以在一定程度上降低血糖，提高胰岛素的敏感性。有研究证实，有氧运动可增强肌肉和肝脏组织胰岛素介导的葡萄糖利用，其机制可能是通过增加胰岛素受体数目，提高胰岛素与受体的结合力，改善胰岛素抵抗，增加胰岛素的敏感性。科学运动被认为是与胰岛素抵抗相关疾病最有效的治疗方法之一。

其中，中国的太极拳被公认具有改善2型糖尿病症状的作用。另外，在结合传统运动功法的基础上，我们又总结了适合2型糖尿病的拉筋运动方法。

下面让我们了解一下这些简单易行的控制糖尿病的运动吧！

第一节　太极拳可以治疗糖尿病，你知道吗？

关于糖尿病，我们需要注意一个重要的方面，就是有氧运动过少可导致糖尿病产生。那运动对于糖尿病有什么好处呢？

第一，运动首先对糖尿病患者产生良好的心理影响，可以使糖尿病患者思想开朗、精神愉快、肌肉发达、体质增强，从而增强抵抗力，增进全身新陈代谢，减少心血管并发症。

第二，运动可以减肥。因为肥胖时，脂肪细胞对内生性（即人体自己产生的胰岛素）和外源性（注射的胰岛素）胰岛素不敏感，从而促使2型糖尿病的发生和发展。因此，在饮食治疗的基础上，应进行医疗体育锻炼或定时做些其他活动，以达到减肥的目的。减肥后许多组织细胞对胰岛素的敏感性都会增强，可使血糖下降，所用降糖药物也明显减少。

第三，促进肌肉和组织对糖的利用，从而降低血糖，减少尿糖，并减少胰岛素的需要量。体力活动可促进葡萄糖进入肌肉细胞，一方面是因为肌肉收缩能引起局部缺氧，使肌肉细胞摄取葡萄糖的能力加强；另一方面是肌肉在活动时会产生类似胰岛素样作用的物质，促进细胞对糖的摄取，从而达到降低血糖的目的。

那我们的运动只是动起来就可以吗？

有人听专家说“每天必须走一万步”，结果3个月后住院了，因运动量过大导致了膝盖积水。

美国神经科学家贾斯廷·罗德就在研究中发现，那些运动成瘾的老鼠的大脑反应比运动量正常的老鼠迟钝。所以他说：“运动虽然对大脑有益，但也应该适可而止。”

北京市身心智医学研究所所长、中国营养学专家张金波说：“个性化科学运动，应该是经过科学营养技术，检查身体营养缺乏还是过剩，来决定每个人运动量的多少。营养过剩则说明缺乏运动，而营养缺乏则绝对不能剧烈或长时间运动，体质差的人过量运动是非常有害的，容易头晕、摔倒甚至会猝死。”

那么究竟该如何运动呢？伏病学说推荐“东方运动”——太极。

“东方运动”模式更关注健康和身心愉悦，更强调人体九大系统的和谐，不强调运动系统的过分强大，只是把运动系统做平台，在这个平台上锻炼我们的“精、气、神”，通过精、气、神的锻炼获得健康、长寿和快乐。

前面已经介绍到，“东方运动”模式简单地分为两个层次：一个主要针对“气”的锻炼，比如中国的气功、导引术、易筋经等。“东方运动”模式的另一个层次是针对“神”的锻炼，常见的有印度的“瑜伽”和中国的“太极拳”。

现代研究认为，太极拳可增强神经调节，改善神经-内分泌系统，比如甲状腺素、肾上腺素、皮质醇等。太极拳的腹式呼吸可增强肺活量，改善心肺功能，降低心肌耗氧量。太极拳可加强新陈代谢，促进血液循环，促进胰岛素分泌和增强胰岛素敏感性。太极拳的螺旋运动方式可全方位地对内脏、肌肉、骨骼、韧带等起到按摩作用，不仅可以修复肌肉、关节，增强韧带柔韧度，还对消化器官的代谢有促进作用。太极拳还可以调心、养心，调节神经系统和心理失常，可明显改善焦虑、抑郁、狂躁、自卑、妄想等症状。

在前面“太极拳与糖尿病”中我们已简要介绍了“一招太极”，现将各式具体讲解如下。

第二节 “一招太极”治疗糖尿病——掤式太极，你会做吗？

掤式太极——主要适合A型糖尿病患者

A型糖尿病患者：属功能障碍型，空腹血糖<7.0 mmol/L，糖化血红蛋

白＜6.5%，为糖耐量异常或糖尿病初期，仅用功能性外治可控制的患者。

掤式太极以太极八法中的“掤劲”为核心，以人体头脚为立轴，分别带动左右手臂屈伸画圆弧，如橹摇曳，湖波荡漾。长时间练习此单势可使身形不散，完整而有活力。

此动作左右对称练习，下图以右势为例。

掤式太极示范图：

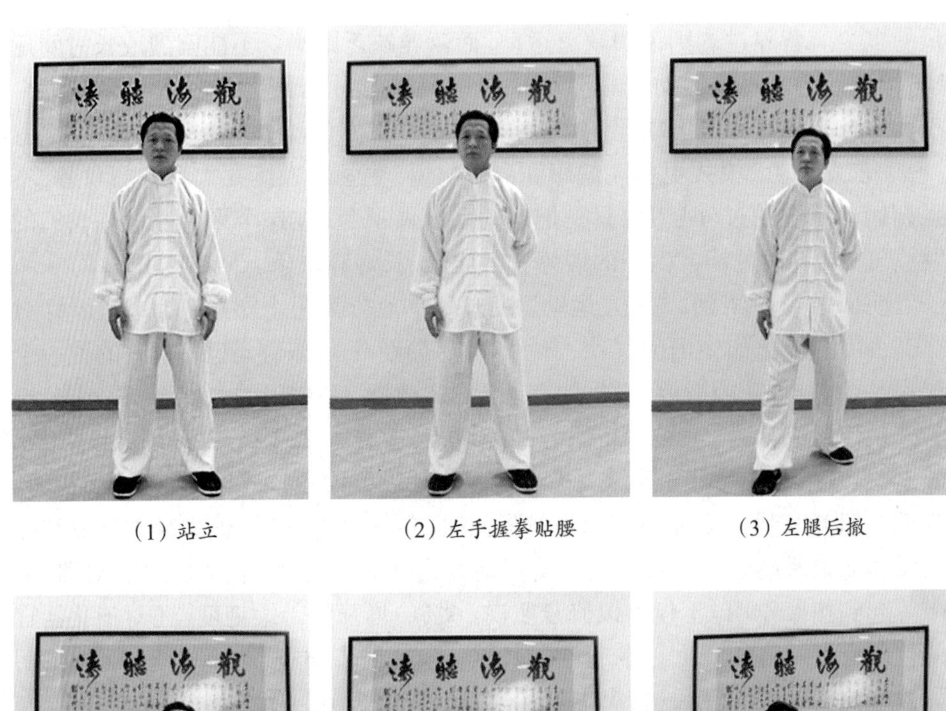

（1）站立　　（2）左手握拳贴腰　　（3）左腿后撤

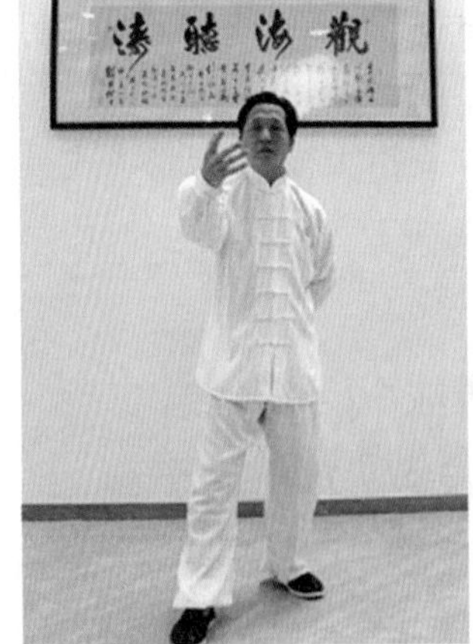

（4）右手掤出

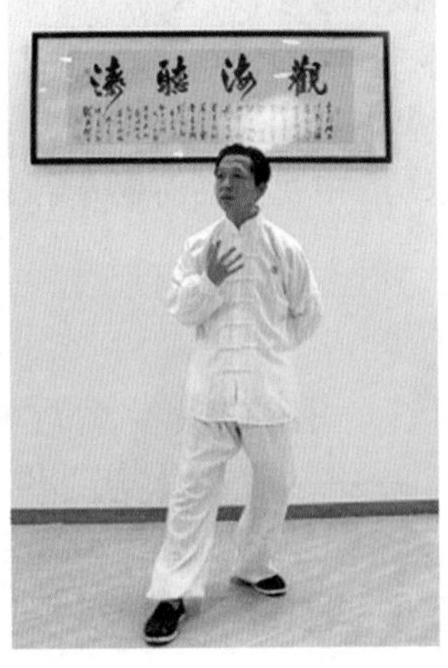

（5）侧身收掌

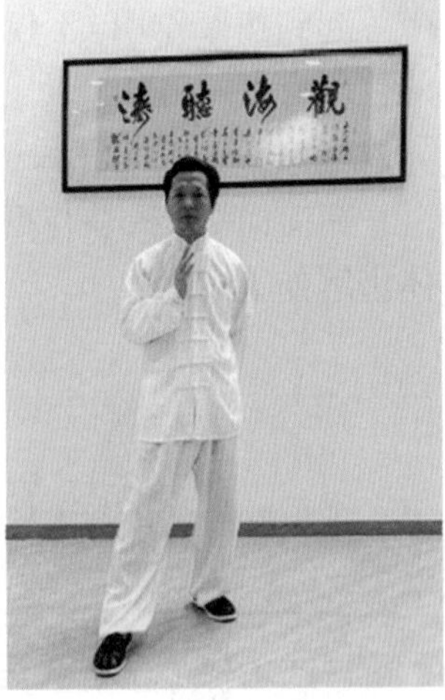

（6）掤掌转身1

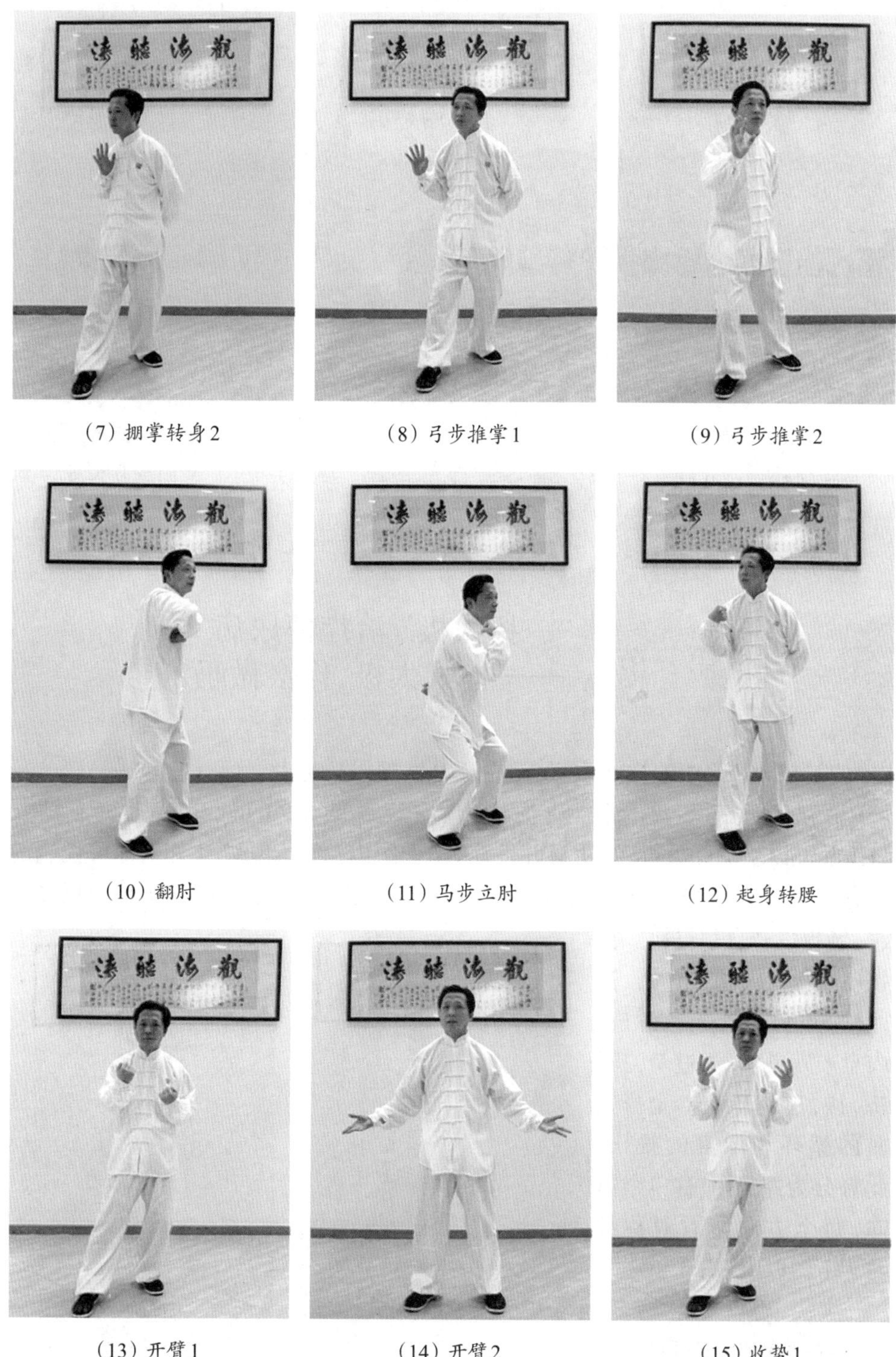

（7）掤掌转身2　　（8）弓步推掌1　　（9）弓步推掌2

（10）翻肘　　（11）马步立肘　　（12）起身转腰

（13）开臂1　　（14）开臂2　　（15）收势1

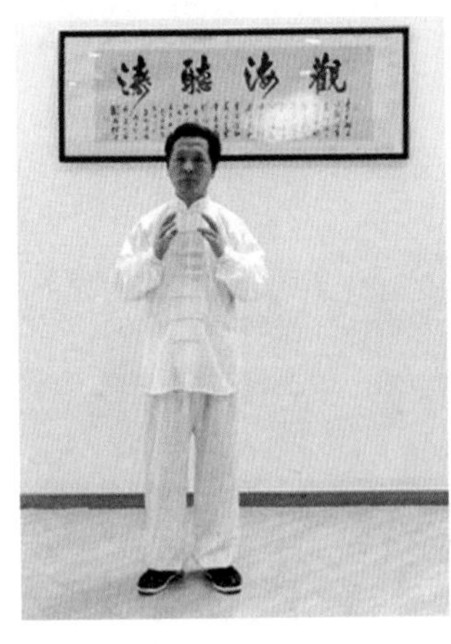

(16) 收势2

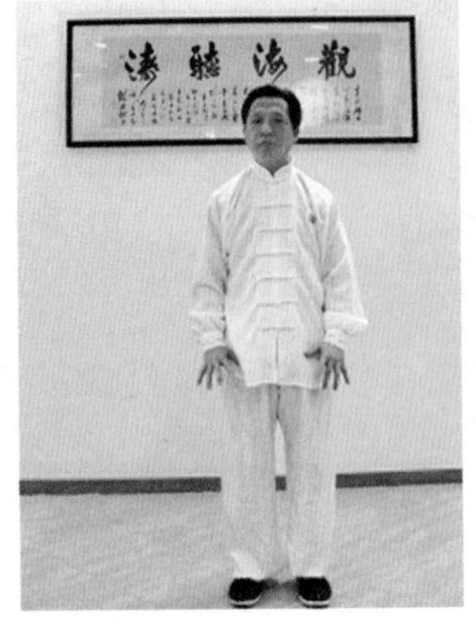

(17) 收势3

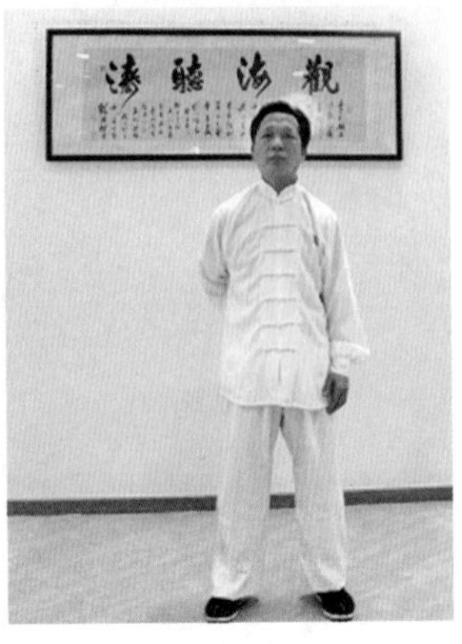

(18) 左势开始

注:(5) ～(9) 以腰为轴，随左腿弓步转换，右手在胸前画圆弧，以3次为限，可翻肘继续。左势同右，方向相反。

第三节 “一招太极”治疗糖尿病——禅式太极，你会做吗？

“一招太极”中的禅式太极，适合于B型糖尿病患者。

B型糖尿病患者：属器质损伤型，空腹血糖≥7.0 mmol/L，随机血糖<11.1 mmol/L，并服西药，无明显并发症者，中医内治结合功能性外治即可控制的患者。“禅式太极”以太极揽雀尾动作为核心，分别从中、左、右3个方向正反做一遍，转折以开合手过渡。揽雀尾蕴含太极掤、捋、挤、按四法，单势外形缠丝螺旋，内意丰满灵动，通过牵、拉、挤、搓，有利于调整全身气血的循环和毒素的排出。此势分为左、中、右三个方向，每个方向左右对称练习。下图以中(右)为例。

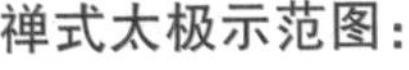
禅式太极示范图：

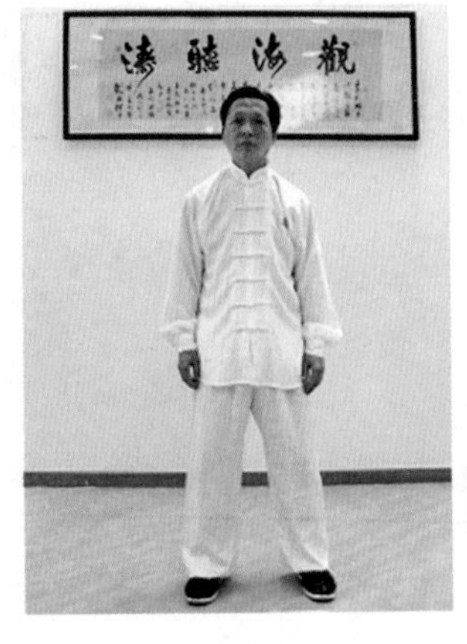

(1) 站立

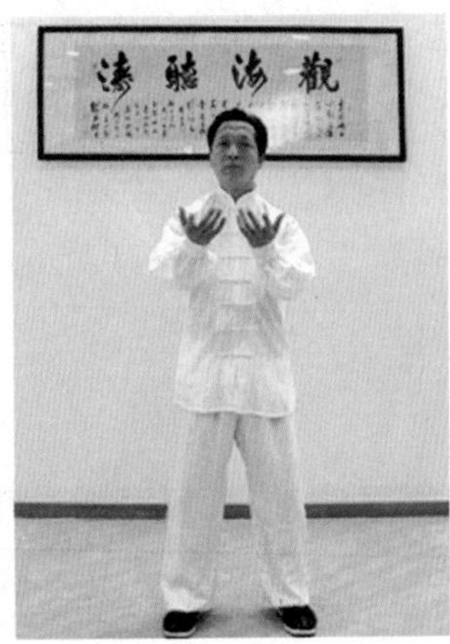

(2) 端手

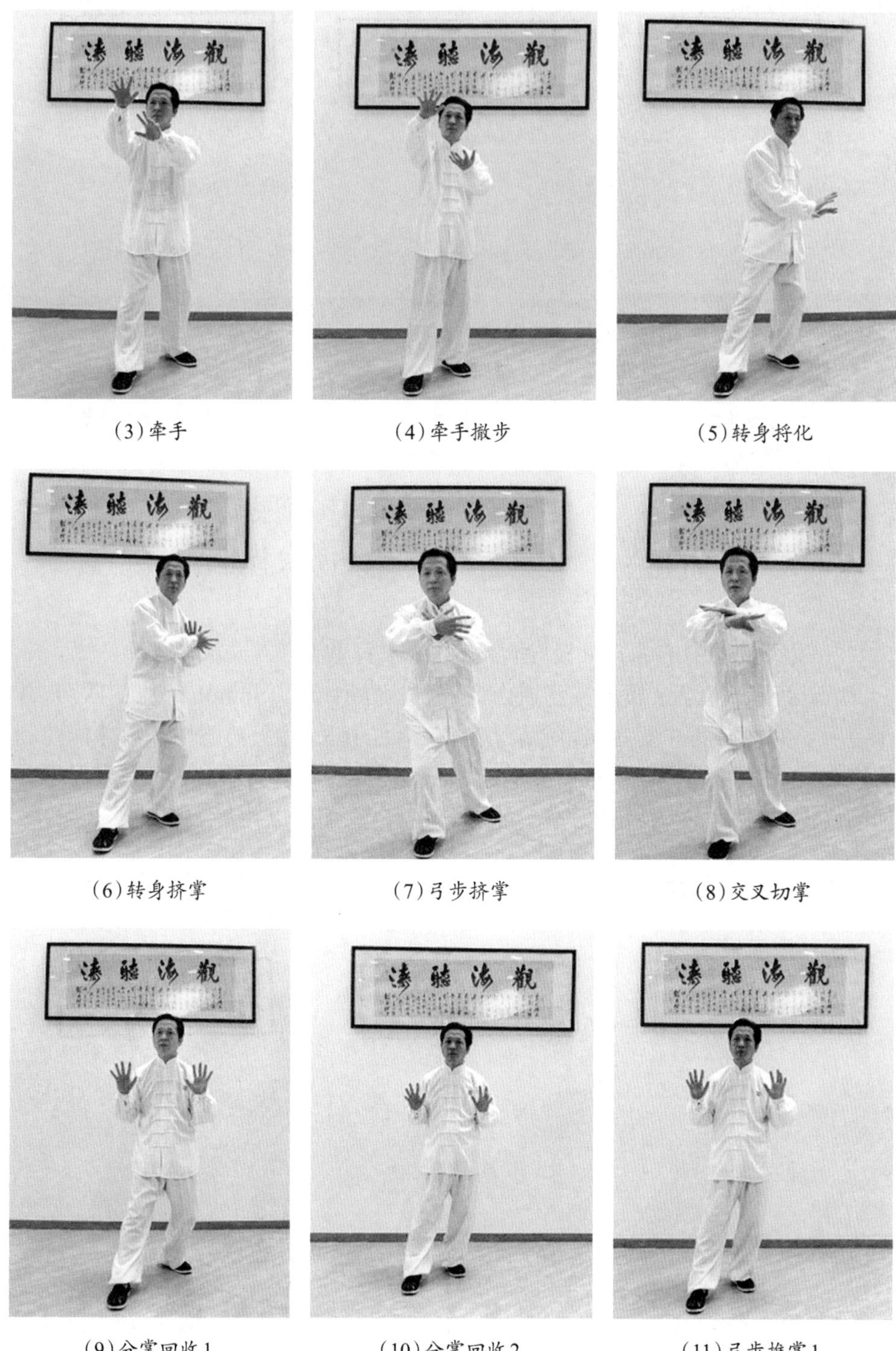

(3)牵手

(4)牵手撤步

(5)转身捋化

(6)转身挤掌

(7)弓步挤掌

(8)交叉切掌

(9)分掌回收1

(10)分掌回收2

(11)弓步推掌1

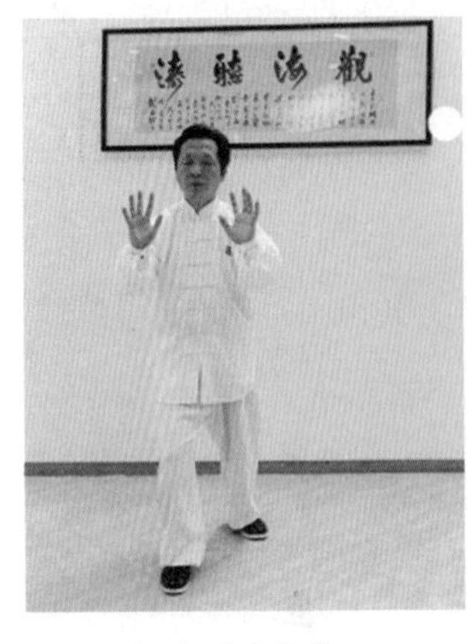

(12) 弓步推掌2

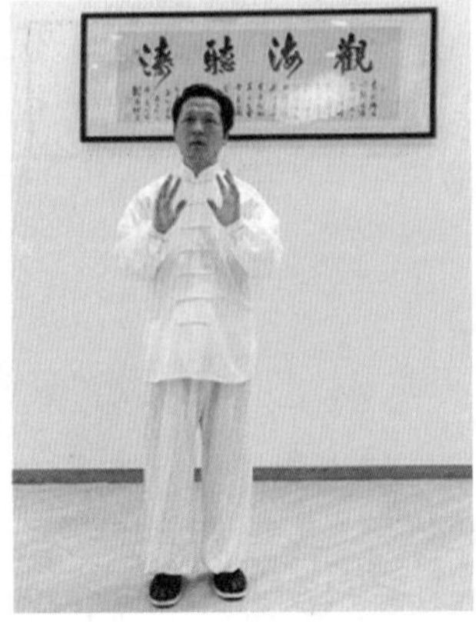

(13) 上步合掌

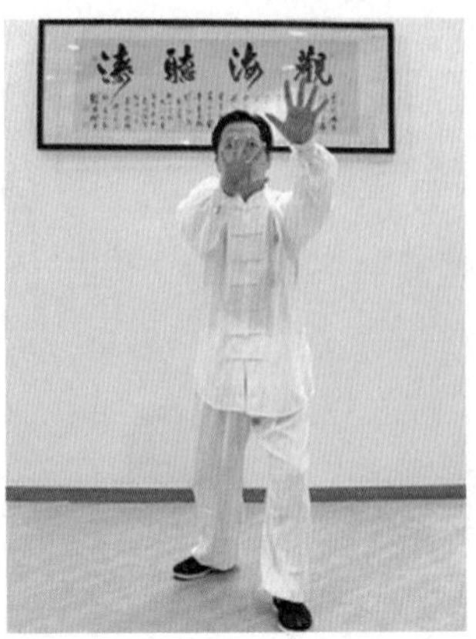

(14) 中(左)开始

第四节 "一招太极"治疗糖尿病——靠式太极,你会做吗?

"一招太极"中的靠式太极,适合C型糖尿病患者。

C型糖尿病患者:属多器官损伤型,随机血糖≥11.1 mmol/L,服用西药,并伴有明显的糖尿病并发症,必须结合有氧运动、中医内治、功能性外治才能控制的患者。"靠式太极"以太极肩靠功法为核心,通过腰胯折叠抖肩,完成促发督脉阳气上攻冲顶,使人精神振奋。此势分左右势,下图以左势为例。

靠式太极示范图:

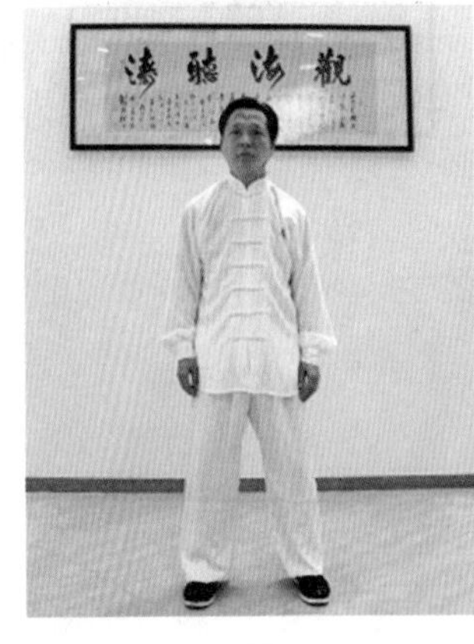

(1) 站立

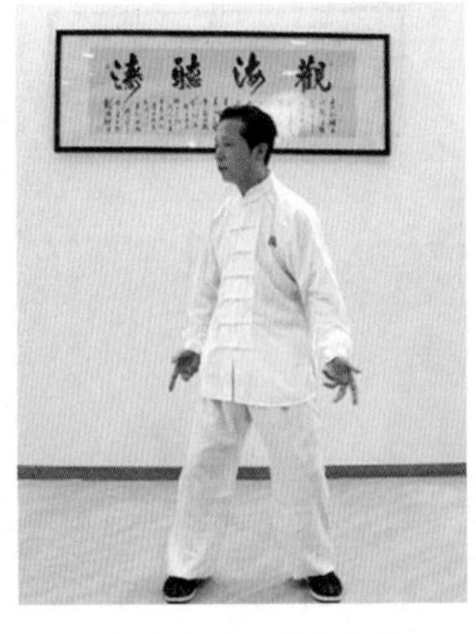

(2) 左上右下旋转手臂

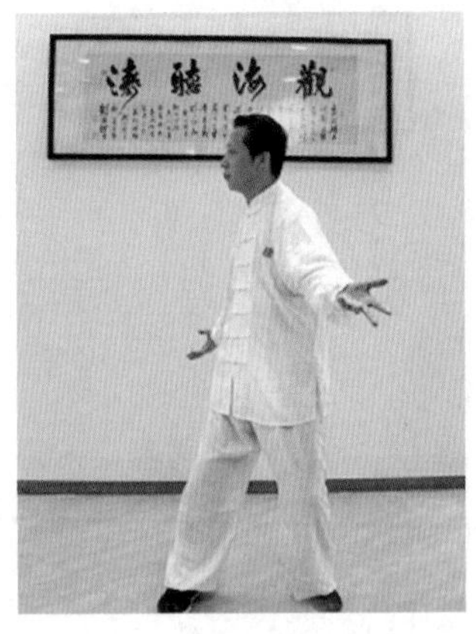

(3) 双手立掌1

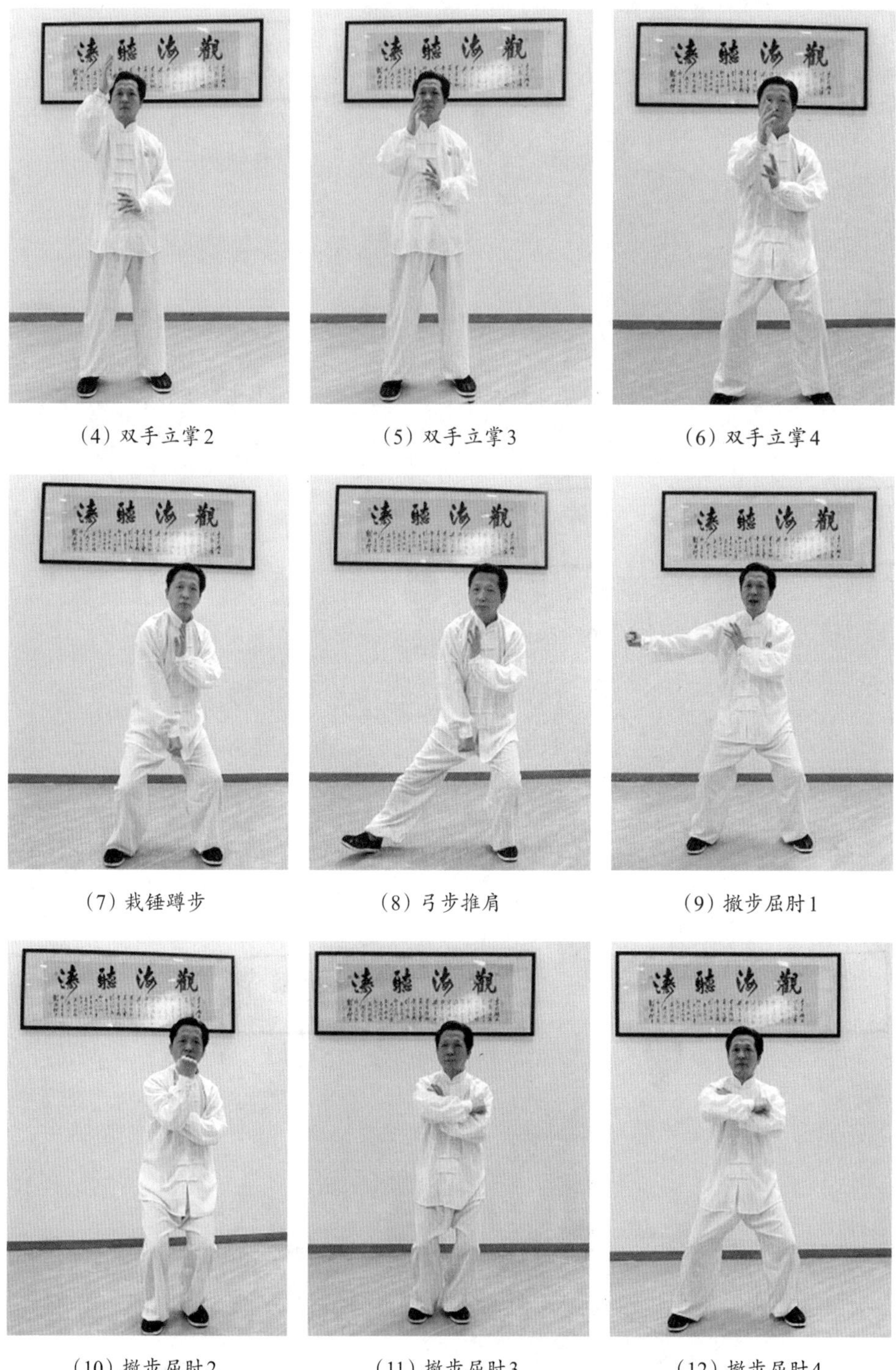

（4）双手立掌2　（5）双手立掌3　（6）双手立掌4

（7）栽锤蹲步　（8）弓步推肩　（9）撤步屈肘1

（10）撤步屈肘2　（11）撤步屈肘3　（12）撤步屈肘4

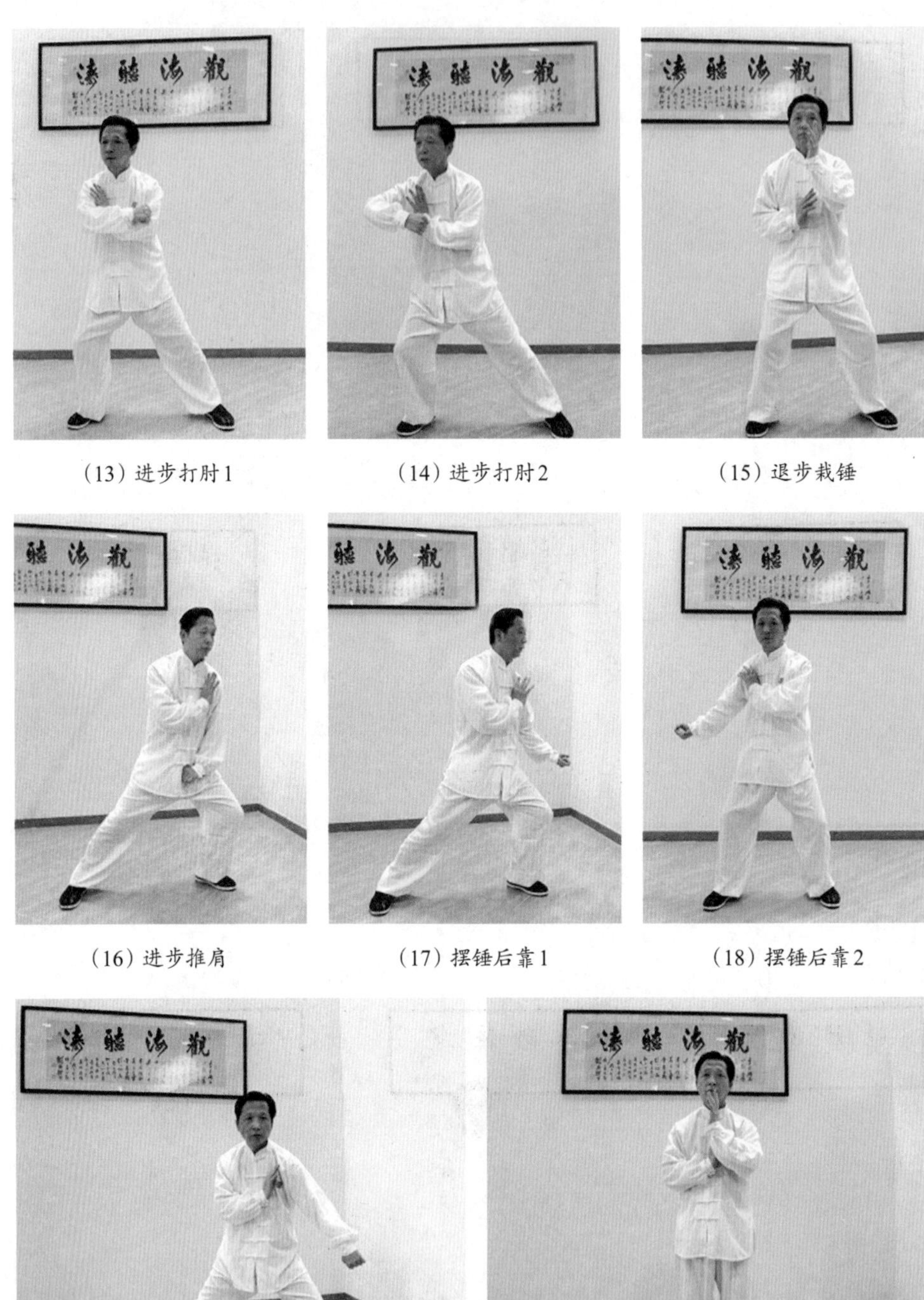

（13）进步打肘1　（14）进步打肘2　（15）退步栽锤

（16）进步推肩　（17）摆锤后靠1　（18）摆锤后靠2

（19）翻臂肩打　（20）画弧立掌收势

第五节　拉筋可以治疗糖尿病，你知道吗？

有一种极有效的运动功法——糖尿病拉筋术，非常有必要介绍一下。它是在传统功法易筋经的基础上，结合伏病六邪与人体六清、经络、经筋理论，进行反复的研究和创新，总结出来的一套能有效改善2型糖尿病症状的锻炼方法。

我们在之前已经介绍了伏病“六邪”，即湿、火、毒、痰、瘀、积，与其相对应的人体“六清”，即气、血、阴、阳、津、液。2型糖尿病其实就是伏病因子不断增多，损伤六清，阻塞经脉，造成脏腑、组织、细胞等利用葡萄糖的效率下降，随后引起血糖升高，导致胰岛细胞免疫损伤。那么这些内容与经筋又有怎样的联系呢？

首先让我们简单了解一下经络。《黄帝内经》中记载，“经脉者，人之所以生，病之所以成，人之所以治，病之所以起”，而经脉“伏行分肉之间，深而不见，其浮而常见者，皆络脉也”，并有“决生死，处百病，调虚实，不可不通”的特点，这就是经络。古人发现人体上有一些纵贯全身的路线，称之为“经脉”；然后又发现这些大干线上有一些分支，在分支上又有更细小的分支，古人称这些分支为“络脉”。所以经络的定义就是经脉和络脉的总称。经络是肉眼是看不见的，是调节身体虚实及治疗疾病的地方，是不可以不通的。

那什么是“经筋”呢？《黄帝内经》中记载：“宗筋，主束骨而利机关也。”意思是说经筋是维系骨节、联络四肢百骸的一个整体和系统，可使关节运动灵活。十二经筋的循行分布均起始于四肢末端，结聚于关节、骨骼部，走向躯干头面。它的分布特点与十二经脉基本一致，然而十二经筋行于体表，不入内脏，有刚筋、柔筋之分。其实也可以理解为经筋与经络是平行状态下的两个层面。

经筋与经脉是相辅相成的，经筋靠脏腑、经脉气血的濡养，才能得以维持它的功能。而经脉藏于经筋之中，经筋又有着贮藏、护卫经脉，调节经脉中气血正常运行的作用。也就是说，经筋的舒缩有调节气血流量、流速的作用，也有调节经络正常运行的作用。所以当经筋出现弛、纵、卷、挛、翻、转、离、合等各种问题时，最先受影响的是贮藏于其中的经脉，致使经脉被卡压阻滞，引起气滞血瘀。

这时很多人可能会疑惑，到底什么是经筋呢？给大家打一个比方，比如飞机的航线，我们一抬头看到天空上飞机飞行的方向，这时我们就明白飞机飞行的那条线就是飞机的航道，可是没有飞机飞行的话，我们抬头看见的只是一片蔚蓝的天空，根本就分不出哪里是航线，所以飞机就是航道的灵魂，有了飞机的运行，才有了航道存在的意义。十二经筋就是飞机，十二经络就是航道，没有飞机的正常运行，何来航道呢？所以经筋不通，经络何以通？

糖尿病拉筋术，是在传统中医经络认识的基础上，结合易筋经功法，运用现代医学、伏病学说对2型糖尿病的认识，经过反复研究，适用于糖尿病患者的运动方法，具有简便易学、快速有效、无副作用等特点。

第六节 阳明经拉筋治疗糖尿病，你会做吗？

阳明经筋拉筋术

此法主要是拉伸手阳明大肠经和足阳明胃经的经筋，适合于A型糖尿病患者，脾胃、肺功能较差者亦可采用。

1. 侧卧式操作要点

（1）左式，身体放松，自然呼吸，向左侧卧。

（2）左手手掌撑住侧头部，左腿伸直，右手握住右足背部。

（3）右手缓缓用力往后拉伸，肘部成90°角；右腿往后外侧延伸，约45°角。

（4）胸腹部往前倾，以感觉脚背、大腿前外侧酸痛，腹部酸胀，手臂前外侧酸胀为宜，持续15～30秒，多可感觉经筋发胀、发热。

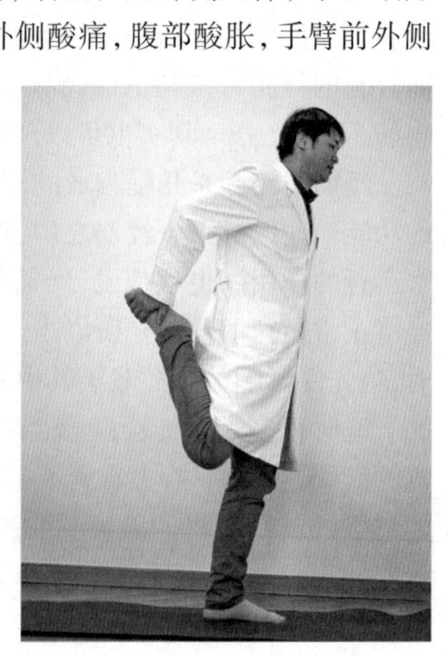

（5）双手互换，成右式。左右分别练3～5遍即可。

2. 站立式操作要点

（1）左式，身体放松，自然呼吸，左腿单腿独立。

（2）左手维持平衡，右手抓住右足背部。

（3）右手缓缓用力往后拉伸，肘部屈曲成90°角；右腿往后外侧延伸，约45°角。

（4）胸腹部往前倾，以感觉脚背、大腿前外侧酸痛，腹部酸胀，手臂前外侧酸胀为宜，持续15～30秒，多可感觉经筋发胀、发热。

（5）双脚互换，成右式。左右分别练3～5遍即可。

第七节 少阳经拉筋治疗糖尿病，你会做吗？

少阳经筋拉筋术

此法主要是拉伸手少阳三焦经和足少阳胆经的经筋，适合B型糖尿病患者，肝、胆有疾患者亦可采用。

1. 侧卧式操作要点

（1）左式，身体放松，自然呼吸，向左侧卧。

（2）左手掌撑地，左腿伸直，右脚跨于左膝盖旁；右手放于右膝上。

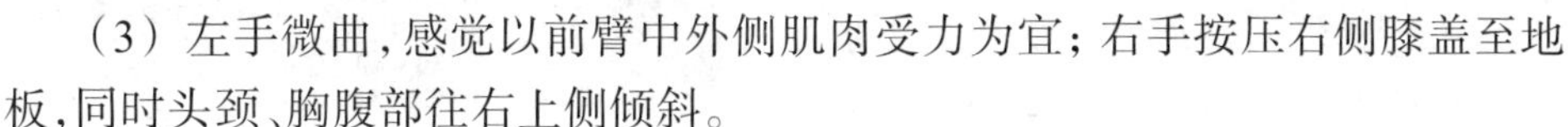

（3）左手微曲，感觉以前臂中外侧肌肉受力为宜；右手按压右侧膝盖至地板，同时头颈、胸腹部往右上侧倾斜。

（4）以感觉左侧边经筋拉伸酸胀为宜，持续15～30秒，多可感觉经筋发胀、发热。

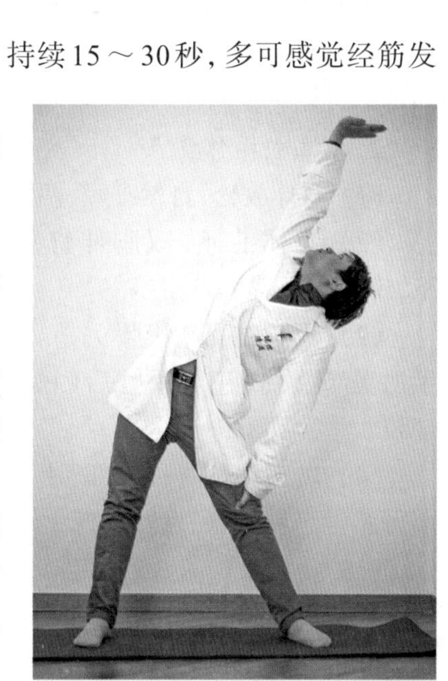

（5）双脚互换，成右式。左右分别练3～5遍即可。

2. 站立式操作要点

（1）左式，身体放松，自然呼吸，两脚开立，与肩同宽。

（2）左手放于左侧膝关节；右手臂伸直随身体往上，手掌向外侧，打开腋下；头颈往右转，看右手。

（3）缓缓加大倾斜角度，以感觉右侧部、腋下、手臂中外侧及头颈部经筋酸胀为宜，持续15～30秒，多可感觉经筋发胀、发热。

（4）双脚互换，成右式。左右分别练3～5遍即可。

第八节　太阳经拉筋治疗糖尿病，你会做吗？

太阳经筋拉筋术

此法主要是拉伸手太阳小肠经和足太阳膀胱经的经筋，适合C型糖尿病患者，心、肾等有疾患者亦可采用。

1. 平卧式操作要点

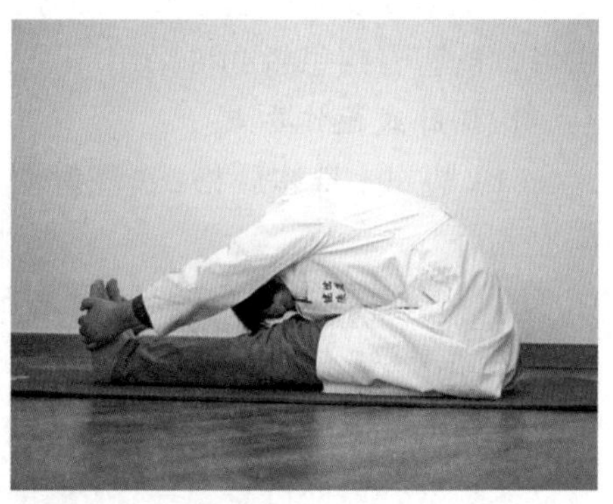

（1）身体放松，自然呼吸，平卧。

（2）身体前倾，双脚伸直，双手抓住双脚外侧。

（3）头颈往下，朝膝关节下压；双手肘关节微曲，感觉手臂后侧及肩胛部牵拉。

（4）以感觉颈肩腰背部、上下肢后侧经筋拉伸酸胀为宜，持续15～30秒，多可感觉经筋发胀、发热。练3～5遍即可。

2. 站立式操作要点

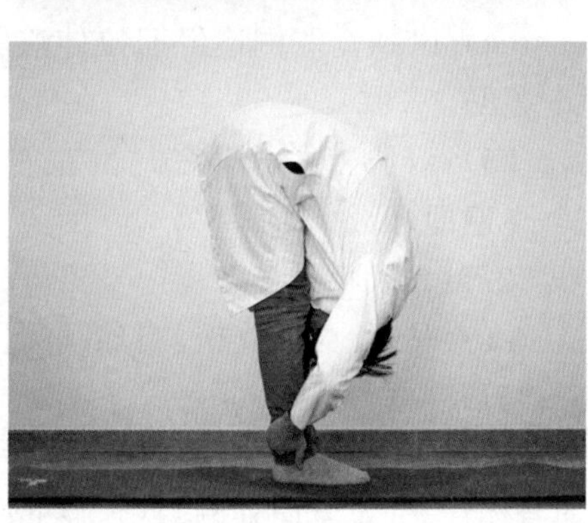

（1）身体放松，自然呼吸，两脚并立。

（2）身体前倾，双脚伸直，双手向下，十指交叉着地。

（3）头颈往下，朝膝关节下压；双手肘关节微曲，感觉手臂后侧及肩胛部牵拉。

（4）以感觉颈肩腰背部、上下肢后侧经筋拉伸酸胀为宜，持续15～30秒，多可感觉经筋发胀、发热。练3～5遍即可。

第七章
控制糖尿病的终极秘密武器

2型糖尿病防治企业标准及规范

中医做标准很难，原因在于被“辨证论治”拘囿，认为“证”是中医的本质。伏病学说认为，自古以来，中医都是以“病”为核心，研究“病”的转归和演化，证是疾病的片段和“因时、因地、因人”而变化的“症状”的总括，既不反应疾病的全部，更不反应疾病的本质，是一个瞬息而变的机体即时反应。根据这样一个“不断变化”的证，的确是无法制定标准。但如果针对中医原本研究的对象“病”，制定标准就可能了！

标准是经临床实践反复验证，而且能重复的治疗方法和手段。我们采用这个“2型糖尿病防治企业标准和规范”，不仅提高了糖尿病的临床防治水平，更重要的是能大规模地预防糖尿病。因此这个才是控制糖尿病的终极秘密武器！

下面让我们来介绍一下这个秘密武器吧！

第一节　伏病学说糖尿病新定义

伏病学说认为，2型糖尿病是伏病因子作用于机体细胞、组织、器官等，导致其对胰岛素所转化能量利用障碍，引发血糖升高，进而引起体内神经-内分泌-免疫系统紊乱，导致胰岛β细胞受损或功能衰退的一组代谢紊乱综合征。

这里有个关键词就是伏病因子，它是指非人体自身成分异常聚集在人体细胞、组织、器官及体液等中的病理状态，是一组复杂的潜在致病因素，其集簇发生可能与生活方式、工作方式及自然环境改变有关。

这个新认识与传统糖尿病的定义发生了根本差别，从这个认识出发，我们在防治糖尿病的技术上就有了创新性突破。传统定义中非常强调胰岛素分泌不足或相对不足，一直在围绕胰岛素对糖的影响研发新药或防治技术。而伏病学说的糖尿病新定义就把研究重点转移到机体重要脏器、组织对糖的利用上，这个关键性转折认识，使2型糖尿病防治掀开了新的篇章。

第二节 伏病学说2型糖尿病的发病模式

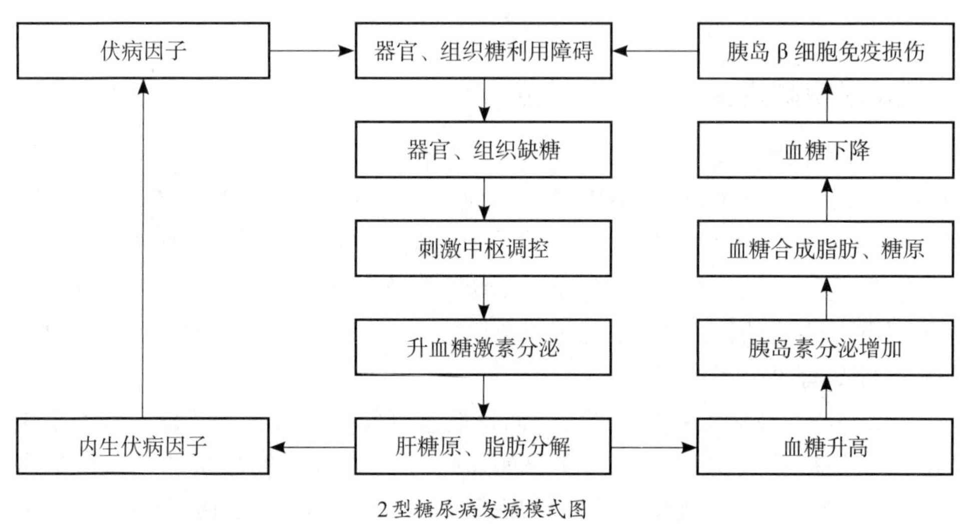

2型糖尿病发病模式图

当非人体自身成分（伏病因子）异常聚集在机体重要脏器、组织中，血糖被胰岛素转化成的能量就无法被细胞正常利用，一方面引发血糖升高，另一方面缺能量的脏器、组织就会向中枢神经发出信号，激活与升血糖相关的激素分泌，引发肝糖原、蛋白质、脂肪分解，增加血糖供应，同时产生更多伏病因子，加剧糖利用障碍；血糖二次升高效应引发胰岛素的异常分泌，导致中枢神经针对胰岛β细胞的内分泌-免疫反应，损伤胰岛功能，引起胰岛素分泌减少，形成2型糖尿病。

第三节 伏病学说2型糖尿病诊断分型标准

1. 功能障碍型（A型）：空腹血糖＜7.0 mmol/L，糖化血红蛋白＜6.5%

随着伏病因子量的蓄积，导致免疫反应，引起第一道免疫屏障黏膜损伤，这是伏病的第一次免疫损伤。伏病的第一次免疫损伤引起人体的免疫修复和定植菌群修复，在人体自适应和自调整的基础上，机体恢复动态稳定状态。伏病的第一次免疫损伤可能主要损伤消化道黏膜，引起十二指肠黏膜及空肠等处胃泌素细胞（G细胞）和促胰液素细胞（S细胞）免疫损伤，导致包括胃泌素、胰泌素、胃抑肽、肠血管活性肽异常表达，以及α-葡萄糖苷酶活性异常表达，导致胰岛素异常分泌，升血糖激素反馈性异常分泌，出现血糖调控的内分泌紊乱，引起糖耐量异常。因此2型糖尿病第一阶段损伤的靶细胞可能是消化道系统的G细胞和S细胞，尤其S是细胞损伤可能性最大。因为S细胞分泌胰泌素族，既具有升高血糖的胰升血糖素，又有刺激胰岛素分泌的胰泌素。

2. 器质损伤型（B型）：空腹血糖≥7.0 mmol/L，随机血糖＜11.1 mmol/L

伏病的第一次免疫损伤后，如果外界致病条件持续，致病因素不能及时改变，导致黏膜免疫屏障持续损伤，引发以第二道免疫屏障为主的表达，免疫复合物形成，阻碍糖利用，形成2型糖尿病。这一阶段实际上已经存在免疫复合物对神经、内分泌系统和血管的损伤。

伏病的第二次免疫损伤引起人体的体液免疫修复和免疫复合物清除，在人体自适应和自调整基础上，机体再次恢复动态稳定状态。但是伏病的第二次免疫损伤引发大量黏膜屏障定植菌凋亡，微生物毒素、各种代谢毒物、自由基等损伤细胞线粒体，导致溶菌酶及吞噬细胞异常活跃，细胞线粒体结构异常，引发能量利用异常，器官、组织、细胞等能量不足，中枢刺激并激活与升血糖相关的激素异常表达，肝糖原、肌糖原、脂肪分解，加重内生毒素，引起线粒体二次打击，出现胰岛素异常分泌，引发胰岛β细胞的免疫损伤，最终形成2型糖尿病。

3. 多器官损伤型（C型）：随机血糖≥11.1 mmol/L，伴有明显的糖尿病并发症

伏病的第二次免疫损伤后，如果外界致病条件持续，致病因素不能及时改变，引发以第三道免疫屏障为主的表达，引发机体特异性免疫，免疫器官异常分泌免疫细胞，胰岛出现不可逆免疫损伤，机体自适应和自调整功能被破坏，胰岛素分泌功能衰竭，往往伴有多器官和组织的损伤。

第四节 伏病学说2型糖尿病工作分型标准与常用西药分级

一、伏病学说2型糖尿病工作分型标准（表6）

表6　2型糖尿病工作分型标准

等级		基础指标			体检其他指标				药物依赖
		空腹、餐后2小时血糖（mmol/L）	糖化血红蛋白（%）	糖化白蛋白（%）	空腹、餐后1～2小时C肽（ng/mL）	肝功能	肾功能	并发症	药物
A	A00	3.9～6.1；3.9～7.7	≤5.7	11～17	0.78～1.23；2.34～6.15	正常	正常	无	无
潜伏期	A01	3.9～6.1；3.9～7.7	≤5.7	11～17	≥0.78；≥2.34或延迟	正常	正常	无	无
	A02	3.9～6.1；7.8～11.1	5.8～6.4	17～20	≥0.78；≥2.34或延迟	正常	正常	无	无
前期	A03	6.1～6.9；7.8～11.1	5.8～6.4	17～20	≥0.78；≥2.34或延迟	正常	正常	无	无
	B00确诊	≥7.0；或≥11.1	≥6.5	≥20	≤1.23，≤6.15或延迟	正常或稍异常	正常	无	无
	B01	3.9～6.1；3.9～7.7	≤5.7	11～17	≤1.23；≥2.34或延迟	正常	正常	无	一线药物如二甲双胍等非直接刺激胰岛药
B	B02	6.1～7.8；7.8～11.1	5.8～6.9	17～24	≤1.23；≤6.15或延迟	正常或稍异常	正常	无	一线药物如二甲双胍等非直接刺激胰岛药
	B03	3.9～6.1；3.9～7.7	≤5.7	11～17	≥0.78；≥2.34或延迟	正常或稍异常	正常	无	二线药物如格列齐特等直接刺激胰岛药
	B04	6.1～7.8；7.8～11.1	5.8～6.9	17～24	≥0.78；≤6.15或延迟	正常或稍异常	正常或稍异常	无	二线药物如格列齐特等直接刺激胰岛药

（续表）

等级		基础指标			体检其他指标				药物依赖
		空腹、餐后2小时血糖（mmol/L）	糖化血红蛋白（%）	糖化白蛋白（%）	空腹、餐后1～2小时C肽（ng/mL）	肝功能	肾功能	并发症	药　物
B	B05	3.9～6.1；3.9～7.7	≤5.7	11～17	≥0.78；≥2.34或延迟	正常或稍异常	正常或稍异常	无	三线药物直接与非直接刺激胰岛配合
	B06	6.1～7.8；7.8～11.1	5.8～6.9	17～24	≥0.78；≤6.15或延迟	正常或稍异常	正常或稍异常	无	三线药物直接与非直接刺激胰岛配合
	B07	3.9～6.1；3.9～7.7	≤5.7	11～17	≤1.23；≤6.15或延迟	正常或稍异常	正常或稍异常	无	四线用药启动胰岛素
	B08	6.1～7.8；7.8～11.1	5.8～6.9	17～24	≤1.23；≤6.15或延迟	正常或稍异常	正常或稍异常	无	四线用药启动胰岛素
C	C00传统ADA	≥7.9；或≥11.1	≥7.0	≥20	≤1.23；≤6.15或延迟	正常或稍异常	正常或稍异常	有	无
	C01	6.1～7.8；7.8～11.1	5.8～6.9	17～24	或高或低；≥2.34或延迟	正常或稍异常	正常或稍异常	有	一线药物如二甲双胍等非直接刺激胰岛药
	C02	≥7.9；或≥11.1	≥7.0	≥24	≤1.23；≤6.15或延迟	异常	异常	有	一线药物如二甲双胍等非直接刺激胰岛药
	C03	6.1～7.8；7.8～11.1	5.8～6.9	17～24	或高或低；≥2.34或延迟	正常或稍异常	正常或稍异常	有	二线药物如格列齐特等直接刺激胰岛药
	C04	≥7.9；或≥11.1	≥7.0	≥24	≤1.23；≤6.15或延迟	异常	异常	有	二线药物如格列齐特等直接刺激胰岛药
	C05	6.1～7.8；7.8～11.1	5.8～6.9	17～24	或高或低；≥2.34或延迟	正常或稍异常	正常或稍异常	有	三线药物直接与非直接刺激胰岛配合
	C06	≥7.8；或≥11.1	≥7.0	≥24	≤1.23；≤6.15或延迟	异常	异常	有	三线药物直接与非直接刺激胰岛配合

（续表）

等级		基础指标			体检其他指标				药物依赖
		空腹、餐后2小时血糖（mmol/L）	糖化血红蛋白（%）	糖化白蛋白（%）	空腹、餐后1～2小时C肽（ng/mL）	肝功能	肾功能	并发症	药物
C	C07	6.1～7.8；7.8～11.1	5.8～6.9	17～24	≤1.23；≤6.15或无	正常或稍异常	正常或稍异常	有	四线用药启动胰岛素
	C08	≥7.9；或≥11.1	≥7.0	≥24	≤1.23；≤6.15或无	异常	异常	有	四线用药启动胰岛素
	C09	6.1～7.8；7.8～11.1	5.8～6.9	17～24	≤1.23；≤6.15或无	正常或稍异常	正常或稍异常	有	五线用药胰岛素配合口服药
	C10	≥7.9；或≥11.1	≥7.0	≥24	≤1.23；≤6.15或无	异常	异常	有	五线用药胰岛素配合口服药

二、2型糖尿病常用西药分级（表7）

表7　2型糖尿病常用西药分级

分级	药物类型	常见药物名称	常见副作用
一线药	双胍类（促进肌肉吸收葡萄糖、增加胰岛素敏感性）	苯乙双胍（降糖灵）	乳酸酸中毒；消化道不适如食欲下降、恶心、呕吐、口干、口苦、腹胀腹泻；肝肾损害；加重酮症酸中毒
		二甲双胍（降糖片、美迪康、迪化糖锭，格华止）	
		丁二胍	
	α-葡萄糖苷酶抑制剂（减缓小肠对葡萄糖吸收速率，增加胰岛素敏感性）	阿卡波糖（拜糖苹、卡博平）	胃肠道反应如腹胀、腹痛、腹泻、胃肠痉挛性疼痛、顽固性便秘等；乏力、头痛、眩晕、皮肤瘙痒或皮疹等较少见
		伏格列波糖（倍欣）	
	噻唑烷二酮类（增加胰岛素敏感性、减少胰岛β细胞损伤）	罗格列酮（文迪雅、太罗等）	体重增加；贫血、水肿；恶心、腹泻、头晕、四肢疼痛；转氨酶升高及低血糖少见
		吡格列酮（瑞彤、艾汀、卡司平）	

（续表）

分级	药 物 类 型	常见药物名称	常见副作用
二线药	磺脲类（促进胰岛素分泌，改善外周胰岛素敏感性）	格列苯脲（优降糖）	低血糖反应；体重增加；少数患者发生皮疹、多形性红斑；消化道不适如食欲下降、恶心、呕吐、口干、口苦、腹胀、腹泻
		格列奇特（达美康）	
		格列奇特缓释片	
		格列吡嗪（美吡达、优达灵美、迪沙、依必达）	
		格列吡嗪控释片（瑞易宁）	
		格列喹酮（糖适平）	
		格列美脲（迪北、万苏平、圣平、亚莫利、伊瑞）	
	苯甲酸衍生物（促进储存的胰岛素分泌，提高胰岛细胞膜上ATP的敏感性）	瑞格列奈（诺和龙、孚来迪）	低血糖反应；胃肠道反应，如腹泻、呕吐，个别人可有转氨酶升高；体重增加；过敏反应
		那格列奈（唐力、唐锐、万苏欣）	
三线	一线与二线配合用药		
四线药	胰岛素（促进机体对葡萄糖的利用）	短效	低血糖反应；过敏反应；水肿；屈光反应；注射皮肤局部红肿、结节；皮下脂肪萎缩或增生
		中效	
		长效	
		混合	
五线	胰岛素配合一线药		

第五节　伏病学说2型糖尿病证候评估标准

一、湿因子评估表（表8）

表8　湿因子评估表

症 状	评 估 积 分
头部沉重	1.没有　2.偶有，或症状较轻　3.经常有，或症状明显　4.一直有，或症状严重
关节酸痛	1.没有　2.偶有，或症状较轻　3.经常有，或症状明显　4.一直有，或症状严重

（续表）

症状	评估积分
小便浑浊	1.没有　2.偶有，或症状较轻　3.经常有，或症状明显　4.一直有，或症状严重
大便稀黏	1.没有　2.偶有，或症状较轻　3.经常有，或症状明显　4.一直有，或症状严重
腹部闷胀	1.没有　2.偶有，或症状较轻　3.经常有，或症状明显　4.一直有，或症状严重
肢体水肿	1.没有　2.偶有，或症状较轻　3.经常有，或症状明显　4.一直有，或症状严重
身体困重	1.没有　2.偶有，或症状较轻　3.经常有，或症状明显　4.一直有，或症状严重
口中黏腻	1.没有　2.偶有，或症状较轻　3.经常有，或症状明显　4.一直有，或症状严重
舌苔厚腻	1.没有　2.偶有，或症状较轻　3.经常有，或症状明显　4.一直有，或症状严重
白带异常（女）	1.没有　2.偶有，或症状较轻　3.经常有，或症状明显　4.一直有，或症状严重

二、火因子评估表（表9）

表9　火因子评估表

症状	评估积分
烦躁易怒	1.没有　2.偶有，或症状较轻　3.经常有，或症状明显　4.一直有，或症状严重
喜食寒凉	1.没有　2.偶有，或症状较轻　3.经常有，或症状明显　4.一直有，或症状严重
皮肤瘙痒	1.没有　2.偶有，或症状较轻　3.经常有，或症状明显　4.一直有，或症状严重
大便秘结	1.没有　2.偶有，或症状较轻　3.经常有，或症状明显　4.一直有，或症状严重
小便色深	1.没有　2.偶有，或症状较轻　3.经常有，或症状明显　4.一直有，或症状严重
红肿疼痛	1.没有　2.偶有，或症状较轻　3.经常有，或症状明显　4.一直有，或症状严重
出血吐血	1.没有　2.偶有，或症状较轻　3.经常有，或症状明显　4.一直有，或症状严重
五心烦热	1.没有　2.偶有，或症状较轻　3.经常有，或症状明显　4.一直有，或症状严重
潮热盗汗	1.没有　2.偶有，或症状较轻　3.经常有，或症状明显　4.一直有，或症状严重
口干口渴	1.没有　2.偶有，或症状较轻　3.经常有，或症状明显　4.一直有，或症状严重

三、毒因子评估表（表10）

表10　毒因子评估表

症　状	评　估　积　分			
激动亢奋	1.没有	2.偶有，或症状较轻	3.经常有，或症状明显	4.一直有，或症状严重
抑郁难言	1.没有	2.偶有，或症状较轻	3.经常有，或症状明显	4.一直有，或症状严重
疲劳乏力	1.没有	2.偶有，或症状较轻	3.经常有，或症状明显	4.一直有，或症状严重
明显消瘦	1.没有	2.偶有，或症状较轻	3.经常有，或症状明显	4.一直有，或症状严重
睡眠不佳	1.没有	2.偶有，或症状较轻	3.经常有，或症状明显	4.一直有，或症状严重
痤疮溃疡	1.没有	2.偶有，或症状较轻	3.经常有，或症状明显	4.一直有，或症状严重
口苦口臭	1.没有	2.偶有，或症状较轻	3.经常有，或症状明显	4.一直有，或症状严重
心慌心悸	1.没有	2.偶有，或症状较轻	3.经常有，或症状明显	4.一直有，或症状严重
性欲下降	1.没有	2.偶有，或症状较轻	3.经常有，或症状明显	4.一直有，或症状严重
眼干眼涩	1.没有	2.偶有，或症状较轻	3.经常有，或症状明显	4.一直有，或症状严重

四、痰因子评估表（表11）

表11　痰因子评估表

症　状	轻　重　分　级			
头晕目眩	1.没有	2.偶有，或症状较轻	3.经常有，或症状明显	4.一直有，或症状严重
恶心咳痰	1.没有	2.偶有，或症状较轻	3.经常有，或症状明显	4.一直有，或症状严重
咽喉异物	1.没有	2.偶有，或症状较轻	3.经常有，或症状明显	4.一直有，或症状严重
皮下结节	1.没有	2.偶有，或症状较轻	3.经常有，或症状明显	4.一直有，或症状严重
胸部闷塞	1.没有	2.偶有，或症状较轻	3.经常有，或症状明显	4.一直有，或症状严重
麻木抽筋	1.没有	2.偶有，或症状较轻	3.经常有，或症状明显	4.一直有，或症状严重
容易过敏	1.没有	2.偶有，或症状较轻	3.经常有，或症状明显	4.一直有，或症状严重
肤色晦暗	1.没有	2.偶有，或症状较轻	3.经常有，或症状明显	4.一直有，或症状严重
腹部胀满	1.没有	2.偶有，或症状较轻	3.经常有，或症状明显	4.一直有，或症状严重
眼睛黄斑	1.没有	2.偶有，或症状较轻	3.经常有，或症状明显	4.一直有，或症状严重

五、瘀因子评估表（表12）

表12 瘀因子评估表

症 状	评 估 积 分			
头胀头痛	1.没有	2.偶有，或症状较轻	3.经常有，或症状明显	4.一直有，或症状严重
瘀斑瘀点	1.没有	2.偶有，或症状较轻	3.经常有，或症状明显	4.一直有，或症状严重
唇指紫绀	1.没有	2.偶有，或症状较轻	3.经常有，或症状明显	4.一直有，或症状严重
心痛心悸	1.没有	2.偶有，或症状较轻	3.经常有，或症状明显	4.一直有，或症状严重
静脉曲张	1.没有	2.偶有，或症状较轻	3.经常有，或症状明显	4.一直有，或症状严重
视力障碍	1.没有	2.偶有，或症状较轻	3.经常有，或症状明显	4.一直有，或症状严重
皮肤疼痛	1.没有	2.偶有，或症状较轻	3.经常有，或症状明显	4.一直有，或症状严重
破损坏疽	1.没有	2.偶有，或症状较轻	3.经常有，或症状明显	4.一直有，或症状严重
胸痛气短	1.没有	2.偶有，或症状较轻	3.经常有，或症状明显	4.一直有，或症状严重
关节变形	1.没有	2.偶有，或症状较轻	3.经常有，或症状明显	4.一直有，或症状严重

第六节 伏病学说2型糖尿病标准治疗策略及方案

一、标准治疗方案（表13）

表13 标准治疗方案

方 案	2型糖尿病工作分型 标准A系列	2型糖尿病工作分型 标准B系列	2型糖尿病工作分型 标准C系列
中药内服	糖清颗粒，每次1袋，每日3次，餐前30分钟开水冲服	糖透颗粒，每次1袋，每日3次，餐前30分钟开水冲服	糖调颗粒，每次1袋，每日3次，餐前30分钟开水冲服
中医手法理疗	2型糖尿病伏病点穴，每周2次	2型糖尿病伏病点穴，每周2次	2型糖尿病伏病点穴，每周2次

（续表）

方　案	2型糖尿病工作分型标准A系列	2型糖尿病工作分型标准B系列	2型糖尿病工作分型标准C系列
应激疗法	7天为1个疗程，每年1个疗程。	治疗期间，7天为1个疗程，每3个月1个疗程。缓解期，每年1个疗程巩固疗效	治疗期间，7天为1个疗程，每3个月1个疗程。缓解期，每年1个疗程巩固疗效
运动疗法	有氧运动每日30分钟，适当无氧运动。建议：慢跑、打球、阳明伏病拉筋术、掤式太极、平板支撑、游泳等	有氧运动每日45分钟，禁忌无氧运动。建议：慢跑、打球、少阳伏病拉筋术、禅式太极、平板支撑等	有氧运动每日60分钟，禁忌无氧运动。建议：慢跑、快走、散步、太阳伏病拉筋术、八段锦、靠式太极等
饮食疗法	1. 素食为主，少食肉类、酒类 2. 早餐以五谷杂粮为主，如荞麦片、燕麦片、杂粮粥等；中午饮食正常；晚上饮食以蔬菜为主，配合其他饮食 3. 可常用祛湿泻火、解毒型食材	1. 一律素食，杜绝肉类、饮酒 2. 早餐以五谷杂粮为主，如荞麦片、燕麦片、杂粮粥等；中午饮食正常；晚上以蔬菜、水果为主，量少 3. 可常用祛湿化痰、解毒型食材	1. 一律素食，杜绝肉类、饮酒 2. 早餐以五谷杂粮为主，如荞麦片、燕麦片、杂粮粥等；中午饮食正常；晚上以蔬菜、水果为主，量少 3. 可常用化痰解毒、祛瘀型食材
睡眠	每晚11点前入睡	每晚11点前入睡	每晚11点前入睡
疗程	3个月	6个月	12个月

二、标准治疗方案关键词解释

（一）处方解释

表14　糖 清 颗 粒

品　名	糖清颗粒（散剂、水丸）
配　方	苍术、僵蚕、绞股蓝、人参、黄连等
功　效	祛湿通络，改善能量代谢，从而控制血糖
适宜人群	2型糖尿病工作分型A00-A03型患者
服用方式及频次	散剂冲服，每袋配300 mL开水，充分搅拌溶解，1次1袋，饭前服用，每日3次；水丸吞服，温开水送服，1次1袋，饭前服用，每日3次。

（续表）

品　名	糖清颗粒（散剂、水丸）
注意事项	1. 服药期间遵从医嘱，勿食用动物性食物。 2. 服药期间，偶有恶心、呕逆属于正常现象，如出现其他不良反应立即停用，及时咨询相关医生
剂　型	散剂、水丸
保存方式	密封、透光、防潮

表15　糖透颗粒

品　名	糖透颗粒（散剂、水丸）
配　方	黄精、黄连、玉米须、玉竹、天花粉、虎杖、赤芍等
功　效	育阴通络，改善能量代谢，控制血糖
适宜人群	2型糖尿病工作分型B00-B08型患者
服用方式及频次	散剂冲服，每袋配300 mL开水，充分搅拌溶解，1次1袋，饭前服用，每日3次；水丸吞服，温开水送服，1次1袋，饭前服用，每日3次
注意事项	1. 服药期间遵从医嘱，勿食用动物性食物。 2. 服药期间，偶有恶心、呕逆属于正常现象，如出现其他不良反应立即停用，及时咨询相关医生
剂　型	散剂、水丸
保存方式	密封、透光、防潮

表16　糖调颗粒

品　名	糖调颗粒（散剂、水丸）
配　方	淫羊藿、仙茅、金樱子、覆盆子、地骨皮、天花粉、肉桂、鬼箭羽、虎杖等
功　效	温阳活血，激活胰岛，控制血糖，防治糖尿病并发症
适宜人群	2型糖尿病工作分型C01-C10型患者
服用方式及频次	散剂冲服，每袋配300 mL开水，充分搅拌溶解，1次1袋，饭前服用，每日3次；水丸吞服，温开水送服，一次一袋，饭前服用，每日3次
注意事项	1.服药期间遵从医嘱，勿食用动物性食物 2.服药期间，偶有恶心、呕逆属于正常现象，如出现其他不良反应立即停用，及时咨询相关医生

（续表）

品　名	糖调颗粒（散剂、水丸）
剂　型	散剂、水丸
保存方式	密封、透光、防潮

（二）2型糖尿病伏病点穴标准及规范

1. 伏病点穴的概念

伏病点穴是在田胜利博士“伏病学说”理论体系的指导下，在传统点穴技术的基础上，结合十四经全息针法理论，寻找人体全息反应点，消除与之对应的伏病点的一种外治手法。它通过不同的手法组合，遵循络脉、经脉、脏腑、脏络层次，直接作用于人体，祛除体内的“湿、火、痰、毒、瘀、积”六邪，从而调节机体转向健康状态。

2. 伏病点穴的特点

（1）整体观：整体观是伏病点穴的灵魂，即抓住疾病在人体内演化的基本规律，截断病势，清、透、调、补合理组合，处理疾病在人体经络上的全息反应点，是伏病点穴术防治疾病的基本技法组合要求。

（2）一元观：一元观是伏病点穴的基本思想，即抓住疾病的根本病理变化、所处的经络层次，采用阴病治阳、生克制化等原则，清除潜伏在人体的伏病因子，是伏病点穴术治疗疾病的关键思想。

（3）全息观：全息观是伏病点穴的具体指南，即抓住伏病在人体经络上的全息反应，找出其四肢的对应伏病点，针对性给出合理剂量、适宜手法治疗，是伏病点穴防治疾病的基本原则。

（4）阴病治阳：阴病治阳是伏病点穴的基本方法，即根据伏病因子潜伏的阴经位置，找其对应的阳经给予特定处理，从而有效清除伏病，达到内病外治的效果。

3. 伏病点穴的作用

通过生物负反馈技术，消除伏病因子的负面影响，增强人体组织、器官、细胞对胰岛素所转化能量的利用，提高人体组织、器官、细胞功能，降低血糖，预防2型糖尿病的各种并发症。

4. 伏病点穴的手法机制

（1）升清降浊，由表治里，透邪外出。

（2）补阴泻阳，舒筋通络，调节气机。

（3）经络理论：经络是经脉和络脉的总称，是人体运行气血、联络脏腑、沟通内外、贯串上下的通路。① 联络脏腑、沟通肢窍：人体的五脏六腑、四肢百骸、五官九窍、皮肉筋骨等组织器官之所以能够保持相对的协调与统一，完成正常的生理活动，是依靠经络系统的联络沟通而实现的。② 运行气血、濡养周身：气血是人体生命活动的物质基础，全身各组织器官只有得到气血的濡润才能完成正常的生理功能。经络是人体气血运行的通路，能将其营养物质运输到全身各组织脏器，从而完成和调于五脏、洒陈于六腑的生理功能。③ 抗御外邪、保卫机体：由于经络能“行气血而营阴阳”，营气行于脉中，卫气行于脉外，使营卫之气密布周身。外邪侵犯人体由表及里，先从皮毛开始，卫气充实于络脉，络脉散布于全身、密布于皮部，当外邪侵犯机体的时候，卫气首当其冲发挥其抵御外邪、保卫机体的屏障作用。

（4）腧穴的治疗作用：① 近治作用：治疗所在局部及邻近组织、器官的病证，如眼区及其周围的睛明、承泣、攒竹、瞳子髎等穴位都能治疗眼疾，胃脘部及其周围的中脘、建里、梁门等穴位均能治疗胃痛。② 远治作用：四肢肘膝以下的腧穴不仅能治疗局部病证，而且还能治疗本经循行所过处的远隔部位的脏腑、组织器官病证。如合谷不仅能治疗手部的局部病证，还能治疗本经经脉所过处的颈部和头面部病证。③ 特殊作用：腧穴发挥的作用机制与药物不完全一致，腧穴有着双向的良性调节作用。如刺激天枢穴，腹泻时可止泻，便秘时可以通便；刺激足三里，可使处于低兴奋状态的胃运动增强，也可使处于紧张状态的胃运动减弱。

总的来说，经络既是执行生命体基本生理功能的结构系统，又是形成生命体基本防御和调控功能的枢纽调控系统，是保证生物向良性动态发展而激发生物产生的结构。

穴位是经络的基本组成，是经络气机贮存的地方。它是经络吸收外界信息、贮存、转移、释放、激发本身经络能量形成感传的物质基础；伏邪侵袭机体，在络脉、经脉穴位积聚停留，影响正常气机的运行，同时会出现“酸、麻、胀、痛”等异常感觉。

5. 2型糖尿病伏病点选择标准

十二正经在四肢的部分是十二正经成比例的缩小，其四肢部分的手（足）区、前臂（小腿）区、上臂（大腿）区依次同本经头部、躯干部、四肢部互相全息对应，对应区的穴可互称全息穴。

同名经、表里经及腹背前后对称经脉的穴位按头部、躯干部、四肢部的顺序全息对应，互称全息穴。

在头面、颈部、胸部发现的病灶点称为全息点，将其在四肢全息对应的压痛、结节、变形、变色的点称为伏病点，我们需要着重处理的就是这些伏病全息点和伏病点。

（1）2型糖尿病背俞穴选取原则：背俞穴是开启脏腑糖利用的关键。通过对相应背俞穴的良性刺激，不仅可以激发高级神经中枢的整合、调整功能，产生一系列神经体液的调节，调动自身潜在的抗病能力，还能增强脏腑功能，提高其对糖的利用率。

（2）2型糖尿病腹部募穴选取原则：募穴是脏腑排除伏病因子的关键。《难经·六十七难》说："五脏募穴皆在阴……阳病行阴，故令募在阴。"阳性病证，其病气多行于阴分募穴，应采用"从阴引阳"的法则，针刺胸腹部的募穴，以调整经气而引邪外出。因此针对五脏募穴采用点穴或刮痧，有很好的清除五脏六腑伏病因子的作用。

（3）2型糖尿病下肢穴位选取原则：荥穴是清除伏火因子的主要位置。荥穴是五输穴之一，多分布在指（趾）、掌（跖）关节附近。《难经·六十八难》中记载："荥主身热。"说明荥穴主要应用于发热的病证。

我们在2型糖尿病伏病点穴的实践中发现，一般功能障碍型（空腹血糖＜7.0 mmol/L），伏病点多在小腿上段阴经穴位；器质损伤型（空腹血糖≥7.0 mmol/L，随机血糖＜11.1 mmol/L）者，伏病点多在小腿下段阴经穴位；多器官损伤型（随机血糖≥11.1 mmol/L），伏病点多在脚部阴经穴位。

6. 伏病点穴注意事项

（1）在寻找糖尿病反应点时，要准确区分，不要被其他疾病伏病点所迷惑。

（2）在点穴刮痧过程中，尽量避免用力过度造成虚假的伏病点及造成应激性的血糖升高。

（三）2型糖尿病应激疗法

2型糖尿病应激疗法，又称伏病辟谷疗法，是在伏病学原理的指导下，采用主动断食作为机体应激刺激原，干预机体基本生理状态，产生全身性非特异性应激应答机制，实现主动性调整机体生理、心理、病理及机体微生物环境、状态的治疗手段。一般伏病辟谷应激应答分为四个时期，分别是辟谷警觉期、辟谷抵抗期、辟谷自愈期和辟谷修复期。

伏病辟谷疗法是伏病治疗体系不可分割的重要治疗手段和有机组成部分，是伏病五位一体疗法的升级版和具体实践，尤其针对一些疑难病、自身免疫系统疾病有着显著疗效。伏病辟谷疗法临床路径分为三个阶段，分别是药化阶段、气化阶段、谷化阶段。这三期的有机组合，是伏病辟谷疗法安全性和疗效的保证。

1. 伏病辟谷疗法药化阶段　伏病辟谷疗法是有效清除伏病因子对机体细胞、组织、器官及体液不良影响的一种治疗方法。必须通过药化阶段有效清除内环境的伏病因子后，才能安全、有效地启动应激机制。通过中药针对性药化个体机体内环境，改良代谢机制，清除细胞、组织、器官及体液中的伏病因子，疏通经络，尤其干扰细胞分裂阶段伏病因子在基质的传递，是伏病辟谷疗法气化阶段成功的基础。

2. 伏病辟谷疗法气化阶段　“出入废则神机化灭，升降息则气立孤危，故非出入则无以生长壮老已；非升降，则无以生长化收藏。是以升降出入，无器不有。”伏病辟谷气化阶段的关键点就是恢复机体内环境的气机升降出入，去除机体谐振干扰，恢复经络系统的自我调控，保证机体的良性动态发展，激发生物自身固有良性动态环境的存在和自调整、自适应、自进化。

对于人体而言，阳乃生化之气，火乃消灼之气；阳中寓阴，火中无水。两者非常相似，频率接近，故而产生相互干扰。阳能够规律地调整人体的代谢、内分泌、神经活动等一切正常的生命活动，保证了生命的正常诞生、生长、强壮。阳逐渐衰弱后导致疾病产生，乃至最后生命结束。《素问 · 天元纪大论》说：“阳中有阴，阴中有阳。”《类经 · 运气类》解释说：“天本阳也，然阳中有阴；地本阴也，然阴中有阳。此阴阳互藏之道。”

火因子乃消灼之气，纯阳热而无丝毫生气，专于消灼，所以《素问 · 至真要大论》说，“诸热瞀瘛，皆属于火”，“诸躁狂越，皆属于火”。《灵枢 · 痈疽》说：“大热不止，热胜则肉腐，肉腐则为脓，故名曰痈。”火中无阴，故而其性炎上，而决无下行之说。

由于阳与火二者频率接近，出现谐振干扰。阴阳感召，阳气虚衰，则阳中真阴最易感召火因子，以填阳位，此正“同气相求”之本质。所以阳虚则火潜伏于体，形成伏火，最善灼耗真阴。通过伏病辟谷气化阶段，主动激活应激系统，实现自身“元气”“宗气”“清气”“营气”“卫气”的自我更新和新的输布、循环。

（1）伏病辟谷疗法气化原则与技术：“物生谓之化，物极谓之变”。事物的发生，或者说生出了新事物就叫作化。一个钠离子，一个氯离子，一化合生成NaCl，这就叫作化。一个NaCl分子加一个NaCl分子，还是NaCl分子，这不叫化。因为没有新的东西生出来，不能叫作化。事物由小变大、由少变多的变化，叫作变；变到了极点，生成了新的物质了，就叫作化。如果没有新物质的产生，再变也只是量的变，不是质的变，不能称为“化”。

决定变化而生成新事物的因素是什么呢？“岐伯曰：夫物之生从于化，物之极由乎变，变化之相薄，成败之所由也。”事物的生就叫化，所以这个生的结果，就取决于化的程度。物之极就叫变，所以这个变的结果怎么样，也取决于极的状态（火候）。如果变得不到火候，就会影响生，生不好，也会影响到变。事物的结果取决于生和化两个方面。关于生与化，我们可以举个不太恰当的例子。比如一个受精卵要成长为胎儿，从受精卵到胎儿出生前这个节段就是变，它变到了极点了，成熟了，就要出生。一出生，有了新生事物的出现就叫化。如果在变的时候不到火候，七个月、八个月就要生、要化，这个结果肯定会受到影响，新生个体就会瘦弱，生命力就会低一些，甚至有夭折的危险。如果变得成熟了，到极点了再生，这个新生个体就会强壮一些。

气的运动过程是有时间参与的。正如黄帝问的那样：“有期乎？”岐伯说：“不生不化，静之期也。”他说不生不化的时候是稳定的时期。“黄帝曰：不生化乎？”黄帝又问，在稳定的时期就没有生化的存在了吗？不是这样的，即使在稳定的时候，事物还是在生化着的。岐伯曰：“出入废则神机化灭，升降息则气立孤危，故非出入无以生长壮老已，非升降无以生长收化藏，是以升降出入无器不有。故器者生化之宇，器散则分之，生化息矣。故无不出入，无不升降，化有大小，期有近远，四者之有，而贵常守，反常则灾害至矣。”这是岐伯关于气的升降出入的一段精辟论述。他说，如果“出入废”，气没有出和入的运动了，这样神机（神机——根于内者）就化灭了，也就是人内在的根本生命活动消失了。如果“升降息”气不降不升了，气立（气立——根于外者）就孤危了，也就是人外在的根本生命活动没有依靠了。所以说气的升降出入，在形的世界里，都是存在的。“器者，生化之宇”，形而上谓之道，形而下谓之器，器是有形的世界。上下四方曰宇，古往今来曰宙，宇是有形的，所有在生化中占有空间的都是器的层次，都是器。“器散而分之，生化息矣”，这个器、这个物质如果散了，没有了，生化也就不存在了，就是没有生化了。所以只要是有形的物质都是要有气的升降出入的，只不过是生化的事物有大有小，时间有快有慢而已。如果遵守这个规律，则平安无事；如果违背了这个规律，灾害就要发生了。

气运动变化的一个总的原则就是升、降、出、入。在升、降、出、入的基础上还有开、合、聚、散。“升”是气从下向上、从内向外的运动；“降”是气从上向下、从外向内的运动。“开”是指物质的界面向外展；“合”是物质的界面向内围合；“聚”指气的密度的聚集，它开始是不同密度气的干扰、聚集，到达一定的程度后，就可以发生相态的变化；“散”指气的密度的疏散，它可以是物质的一般稀疏化，也可以是相态变化的疏散。“出”指一事物的气外溢外出，它多在开、散的基础上起作用;“入”是指自身或外在的气内敛而入,它多在合、聚的基础上起作用。“化”是通过开合、聚散出入而引起的气的变化,它是物质性质的改变过程。其实质是物质内部时空结构重新组合整化的过程,化这一运动涉及的范围较广,往往引起事物气的属性的根本变化,有时也称这一过程为混化。在此运动过程中出入是基础,化是根本。一(开散)出一(合聚)入、一升一降才能使阴阳的互根互用、相互制约的特性展现出来,才能使阴阳保持在一个平衡范围,才能使事物按照其自身的规律新陈代谢或发展壮大。在开合、聚散、升降出入的过程中,都会有一定的化的参与。在这个生化的过程中,还会有时间的参与。举个简单的例子来说明一下气的这一变化过程。如夏天有一块−15℃冰块,把它放在自然环境中,由于外面的温度较高,冰块本身的凉气要向它周围扩散,周围热的气要向冰块内部渗透,这么一出一入,由于冰块本身的性质,冰块受热到0℃就要化成水。当冰块全部都达到0℃以上时,冰块也就全部化成了水,什么时候水的温度和周围的温度一致,水的温度才会不再变化。从−15到0℃这一过程虽然有升降出入的气的变化,但冰块本身的形状却没有发生变化,这一阶段称作变。从0℃开始,冰要变水时,这一过程就叫作化。冰块化成水也不是一下子就完成的,而是随着温度对其发挥作用后慢慢变化的。气的运动过程是通过升降出入、开合聚散而生成了新的事物,这则属于气化的范围了。

气化这个词在中医里首见于《黄帝内经》,在《素问·灵兰秘典论》里讲道:“膀胱者,州都之官,津液藏焉,气化则能出矣”。我们都知道膀胱是存尿的,尿是废物,而它却说膀胱是“津液藏焉,气化则能出矣”。尿没气化出来之前,是和血在一块的,它是怎么从血里分离出来的呢?现代医学研究证明,尿是血液通过肾脏过滤出来的;而中医则认为尿是通过气化从血里分离出来的。其实其他脏腑的功能都必须有气化的参与才能体现出来,只不过在膀胱这里把“气化”这个词提出来了。气化是怎么发生的呢?《素问·阴阳应象大论》有一段经文是这样描述气化过程的:“水为阴,火为阳,阳为气,阴为味,味归形,形归气,气归精,精归化,精食气,形食味,化生精,气生形,味伤形,气伤精,精化为气,气伤于味。”

(2)伏病辟谷疗法功法:药补不如食补,食补不如气补,气补不如神补。导引功法就是气补,做功法最关键的是“身、息、心一体”,就是形体、呼吸、意念要一体。伏病辟谷功法最大的特点是不吃饭不会饿。伏病辟谷功法主要包括十二节,除此之外还有收势和功法要领。每节时间大概是2～3分钟,调整呼吸后开始下一节。其功法如下(具体功法介绍从略)。

第一节,通天灌气转三轮;第二节,揉太极;第三节,揉按梁门护脾胃;第四节，抱球转肩神自在；第五节，太清脾胃举单臂；第六节，拉弓攥拳增气力；第七节，顶天立地通任督；第八节，厥清意守拉经脉；第九节，阴阳有序通经窍；第十节，入海寻元化气生；第十一节，水势太极；第十二节，意守丹田化气生；第十三节，收势与功法要领。

3. 伏病辟谷疗法谷化阶段　针对细胞分裂28天一个周期，伏病辟谷气化7天结束后，持续给予以五谷杂粮及果蔬类为主的饮食21天，有效调整机体微生态系统，巩固气化阶段的应激效果。

（四）2型糖尿病膳食标准及规范方案

1. 饮食原则

（1）纤维膳食每日化：2型糖尿病的根本原因在于糖利用障碍，因此提高糖利用是合理饮食的最重要方面，因此要坚持纤维膳食每日化。

纤维膳食又称为多渣饮食，主要是指摄取粗粮、蔬菜及菌藻类。膳食纤维也是复合糖，但不能被胃肠道消化吸收，不产生热量。

功效：降血糖，降血脂，润肠，保持大便畅通并减少饥饿感，解毒。

膳食纤维一般包含可溶性膳食纤维和不溶性膳食纤维。

可溶性膳食纤维：燕麦、荞麦、水果中果胶、海藻类中的藻胶及魔芋制品等人工提取物。

不溶性膳食纤维：谷物的表皮（粗粮）、水果的皮核、蔬菜的茎叶、玉米面等。

应增加膳食纤维的摄入，每日应摄入25～30 g。

（2）均衡膳食全面化：任何一种食物都无法含有所有的营养素，只有通过多种食物混合才能达到营养全面。食物品种多样化是获得合理营养的必要条件，也是提供机体重要组织、器官正常生命活动的基本条件。

每日膳食中要坚持谷薯类、菜果类、蛋奶豆类、油脂类四类的合理组合。理想的膳食结构中碳水化合物应占50%～60%。碳水化合物吸收入血后的主要运输形式是葡萄糖，亦称血糖。葡萄糖是人体一些重要器官如大脑的主要能量来源。

当糖尿病患者粮食食用太少，甚至不吃粮食，表面看似乎有利于降低血糖，其实不然。当少吃粮食甚至不吃粮食时，血糖是要降低，但是为了维持重要器官如脑的能量来源，人体需要通过一些代谢调节来升高血糖，以保证血糖的稳定和脑的葡萄糖供应，这样代谢调节的结果反而是血糖不断升高。加之糖尿病患者的胰岛素水平和功能存在缺陷，不能使代谢调节变化后升高的血糖降下来，所以血糖可能升得更快。

植物油和动物油产生的热量是一样的，两者的区别在于含饱和脂肪酸的不同。过多摄入植物油同样会导致热量过多，对病情控制不利，所以我们建议选用少含饱和脂肪酸的植物油（如亚麻子油、菜油）来代替含饱和脂肪酸多的动物油，并把每日烹调用油控制在25 g以内。

蛋白质是生命和机体的物质基础，对人体的生长、发育、组织修复及细胞的更新起着主要作用，占全日总热量的10%～15%。当糖尿病合并肾病时，过多蛋白质食物的摄入，尤其是过多摄入豆制品类的植物性蛋白质，其代谢产物的排出会加重肾脏的负荷，从而加速肾脏病变的进展。

（3）热能膳食数量化：需要根据每位患者的体重、肥胖程度、体力劳动强度来计算出总热量。

第一步，确立每日饮食总热量。

计算标准体重：

理想体重（kg）=身高（cm）−105

计算每日所需食物总热量：

食物总热量（kcal）=理想体重 × 每千克体重所需的热量

第二步，确立体重指数。

$$BMI=体重(kg)/身高(m)^2$$

BMI在18.5～24.9时属正常范围，BMI大于25为超重，BMI大于30为肥胖。

第三步，确立膳食热能摄入量（表17）

表17　膳食热能摄入量

劳动强度	消瘦（kcal/kg）	正常（kcal/kg）	肥胖（kcal/kg）
卧床休息	20～25	15～20	15
轻体力劳动	35	25～30	20～25
中等体力劳动	40	35	30
重体力劳动	40～45	40	35

注：以轻体力、正常体型为基准，体力活动每增加一级，热量增加5 kcal/kg，肥胖者减5 kcal，消瘦者增加5 kcal。

（4）动物膳食控制化：健康调查报告显示，以动物性食物为主的人群比以植物性食物为主的人群有着更高的概率患糖尿病。伏病学说认为，由于我们过食动物性食物，使体内产生“伏病因子”，这种致病因子可能导致机体细胞、组织、器官等对胰岛素所转化的能量利用障碍，最终形成2型糖尿病。因此，控制动物性食物的摄入是2型糖尿病患者必须做的。

2. 2型糖尿病食材及食谱

（1）祛除湿因子

水果类：李子、樱桃、草莓、菠萝、芒果、木瓜、菱角。

植物性食物类：玉米、大麦、薏苡仁、蚕豆、黄豆芽、豆腐、黑豆、绿豆、赤小豆、葫芦、扁豆、豌豆、萝卜、辣椒、冬瓜、黄瓜、大白菜、苋菜、旱芹、水芹菜、莴苣、苜蓿、茼蒿、芦笋、竹笋、黄花菜、茭白、莼菜、白花菜、马齿苋、香椿菜、甘蓝、平菇、海带、紫菜、荠菜。

（2）祛除火因子

水果类：梨、西瓜、香瓜、枇杷、无花果、猕猴桃、李子、葡萄、草莓、柿子、香蕉、甘蔗、罗汉果、桑椹、柑、菱角、腰果。

植物性食物类：橄榄、小麦、小米、藕、黄豆芽、豆浆、豆腐、腐竹、绿豆、茄子、冬瓜、黄瓜、苦瓜、百合、丝瓜、白菜、油菜、苋菜、旱芹、水芹菜、莴苣、苜蓿、芦笋、空心菜、竹笋、菱角、茭白、荸荠、莼菜、刺儿菜、包菜、白木耳、马齿苋、荠菜、香椿菜、蕨菜、枸杞菜、海带、苦菜、马兰头、金银花、蒲公英、野菊花、紫菜、鱼腥草、海藻、栀子花、槐花。

（3）祛除毒因子

水果类：西瓜、杨桃、柿子、无花果。

植物性食物类：苦瓜、南瓜、黄瓜、白瓜、丝瓜、莴苣、生菜、苦菜、菠菜、白菜、金针菜、苋菜、旱芹、空心菜、青菜、大头菜、甘蓝、芦笋、胡萝卜、洋葱、大蒜、茭白、芋艿、土豆、马齿苋、绞股蓝、苜蓿、马兰头、蒲公英、野菊花、金银花、香椿菜、鱼腥草、莼菜、香菇。

（4）祛除痰因子

水果类：梨、枇杷、金橘、柠檬、橄榄、荸荠、柚子、橙子、柚柑。

植物性食物类：冬瓜、丝瓜、葫芦、茼蒿、芥菜、芦笋、白萝卜、胡萝卜、芋艿、土豆、魔芋、蕨菜、马齿苋、野茼蒿、蒲公英、鱼腥草、海带、紫菜、海苔、海藻、蘑菇、香菇、花生。

（5）祛除瘀因子

水果类：桃子、山楂、板栗。

植物性食物类：茄子、藕、魔芋、刺儿菜、月季花、玫瑰花、牡丹花。

第七节　2型糖尿病疗效评价标准

一、伏病学说2型糖尿病疗效评估内容

1. 症状　包括典型症状和并发症。

2. 血糖　包括基础血糖和糖化血红蛋白。

3. 用药　包括西药、胰岛素、中药。

4. C肽、胰岛素　包括空腹和餐后2小时。

二、疗效评价标准

1. 功能障碍型2型糖尿病疗效评价标准

（1）临床治愈标准

1）非药物控制＞3个月。

2）症状积分≤4分。

3）空腹血糖≤6.1 mmol/L，餐后2小时血糖≤8.0 mmol/L，糖化血红蛋白≤6.0%。

4）C肽、胰岛素指标检测正常。

（2）明显进步标准

1）非药物控制＞3个月。

2）症状积分下降＞60%。

3）空腹血糖≤6.1 mmol/L，餐后2小时血糖≤8.0 mmol/L，糖化血红蛋白≤6.0%。

4）C肽、胰岛素指标检测正常。

（3）进步标准

1）非药物控制＞3个月。

2）症状积分下降＞30%。

3）空腹血糖≤7.0 mmol/L，餐后2小时血糖≤10.0 mmol/L，糖化血红蛋白≤6.5%。三个指标同时符合。

4）C肽、胰岛素指标检测正常。

（4）无效标准

1）中药治疗＞3个月。

2）症状积分下降≤30%。

3）空腹血糖＞7.0 mmol/L，餐后2小时血糖＞10.0 mmol/L，糖化血红蛋白＞6.5%。其中任何一个指标符合。

2. 器质损伤型2型糖尿病疗效评价标准

（1）临床治愈标准

1）非药物控制＞3个月。

2）症状积分≤4分。

3）空腹血糖≤6.1 mmol/L，餐后2小时血糖≤8.0 mmol/L，糖化血红蛋白≤6.0%。三个指标同时达标。

4）C肽、胰岛素指标检测正常。

（2）明显进步标准

1）非药物控制＞3个月。

2）症状积分下降＞60%。

3）空腹血糖≤7.0 mmol/L，餐后2小时血糖≤8.0 mmol/L，糖化血红蛋白≤6.5%。三个指标同时符合。

4）C肽、胰岛素指标检测正常。

（3）进步标准

1）非化学药品控制＞3个月。

2）症状积分下降＞30%。

3）空腹血糖≤7.0 mmol/L，餐后2小时血糖≤10.0 mmol/L，糖化血红蛋白≤6.5%。三个指标同时符合。

4）C肽、胰岛素指标检测正常。

（4）无效标准

1）非化学药物治疗＞6个月。

2）症状积分下降≤30%。

3）空腹血糖＞7.0 mmol/L，餐后2小时血糖＞10.0 mmol/L，糖化血红蛋白＞6.5%。其中任何一个指标符合。

3. 多器官损伤型2型糖尿病疗效评价标准

（1）临床治愈标准

1）非药物控制＞3个月。

2）症状积分≤4分。

3）空腹血糖≤6.1 mmol/L，餐后2小时血糖≤8.0 mmol/L，糖化血红蛋白≤6.0%。三个指标同时达标。

4）C肽、胰岛素指标检测正常。

（2）明显进步标准

1）非化学药品控制>3个月。

2）症状积分下降>60%。

3）空腹血糖≤7.0 mmol/L，餐后2小时血糖≤8.0 mmol/L，糖化血红蛋白≤6.5%。三个指标同时达标。

4）C肽、胰岛素指标检测正常。

（3）进步标准

1）化学药品使用频次较前减少>50%。

2）症状积分下降>30%。

3）空腹血糖≤8.0 mmol/L，餐后2小时血糖≤10.0 mmol/L，糖化血红蛋白≤7.0%。三个指标同时两项符合。

4）C肽、胰岛素指标检测正常。

（4）无效标准

1）化学药品使用频次较前减少<50%。

2）症状积分下降≤30%。

3）空腹血糖≤8.0 mmol/L，餐后2小时血糖≤10.0 mmol/L，糖化血红蛋白≤7.0%。其中任何一个指标符合。

附　录

附录一　2型糖尿病常见相关检测指标及标准

1. 血糖　当下血液中的葡萄糖浓度，分空腹血糖（至少8小时无热量摄入）、餐后血糖（半小时、1小时、2小时、3小时，以2小时为主）、随机血糖。

正常空腹血糖在3.9～6.1 mmol/L，糖尿病前期或过渡期在6.1～7.0 mmol/L，大于7.0 mmol/L可诊断糖尿病；餐后2小时血糖正常在3.9～7.8 mmol/L，糖尿病前期或过渡期在7.8～11.1 mmol/L，大于11.1 mmol/L可诊断糖尿病。

2. 糖化血红蛋白　糖化血红蛋白是葡萄糖与血红蛋白非酶促反应结合的产物，可反映取血前2～3个月的平均血糖水平。正常指标小于5.7%，糖尿病前期在5.7%～6.4%，大于6.5%可诊断糖尿病。

3. 糖化血清白蛋白　糖化血清白蛋白是血糖与血清中的各种蛋白质非酶促反应结合的产物，可反映取血前2～3周的平均血糖水平。

正常指标为11%～17%，糖尿病前期或过渡期在17%～24%，大于24%见于正常确诊糖尿病。此项检查一般是作为糖尿病患者的病情监测，不作为诊断糖尿病的指标。

4. 血清胰岛素和C肽　以上两项指标可反映胰岛β细胞的储备功能，分空腹和餐后2小时，一般餐后2小时是空腹水平的3～5倍。2型糖尿病早期或肥胖型，血清胰岛素及C肽正常或代偿性增高，随着病情的发展，胰岛功能逐渐减退，胰岛素分泌能力下降，血清胰岛素及C肽下降；当出现胰岛素注射依赖时，血清胰岛素可正常或升高、下降，但不能反映胰岛β细胞的功能，而C肽可以。

5. 血脂　糖尿病患者常伴有血脂异常，在血糖控制不良时尤为明显。表现为三酰甘油、总胆固醇、低密度脂蛋白胆固醇水平升高，高密度脂蛋白胆固醇水平降低。

6. 尿酮体　酮症或酮症酸中毒时尿酮体阳性，多见于血糖急剧升高、体重明显下降者。

7. *尿糖* 尿液中的葡萄糖水平。尿糖检查是早期诊断糖尿病最简单的方法，但不能作为糖尿病的诊断指标。因为尿糖高不一定血糖高，尿糖高不一定是糖尿病，还有可能是神经性尿糖、饮食性尿糖、药物性尿糖、肾性尿糖、妊娠性尿糖等。尿糖定性正常为阴性，尿糖增高见于糖尿病、甲状腺功能亢进、肾上腺皮质功能亢进等。

附录二 糖尿病并发症的症状及检查（表18）

表18 糖尿病并发症的症状与检查

分类	并发症名称	具体症状表现	如何检查区分
急性并发症	酮症酸中毒	乏力、厌食、恶心、呕吐、口渴、多尿、昏睡、呼吸深快等	随机血糖一般16.7～33.3 mmol/L；检验血酮体、尿酮体上升阳性，pH值、CO_2结合力下降
	高渗性非酮症昏迷	嗜睡、幻觉、震颤、抽搐等，甚至休克，死亡率达40%	随机血糖一般≥33.3 mmol/L；检验血钠正常或升高，血浆渗透压显著升高，≥350 mOsm/L
	乳酸酸中毒	厌食、恶心、昏睡、呼吸深快等	随机血糖正常或升高，检验pH值、CO_2结合力降低，乳酸显著升高
	低血糖昏迷	饥饿感、头晕、多汗、心悸、手抖、乏力等	随机血糖≤2.8 mmol/L；其余正常
感染	细菌感染	慢性感染如皮肤化脓性疖、肿、痈，牙周、齿槽、上呼吸道、肺部、尿路、胆道、膀胱、阴道感染等；急性感染容易扩散致败血症、脓毒血症	随机或平均血糖一般较高≥11.1 mmol/L，相关部位细菌培养试验阳性
	真菌感染	体癣、甲癣；真菌性肠炎、泌尿道、呼吸道感染	随机或平均血糖一般较高，≥11.1mmol/L，部位真菌培养试验阳性
慢性并发症	糖尿病足病	足部皮肤发凉或发热、干燥脱皮、瘙痒破损、变暗、麻木、伤口不愈合，严重者下肢水肿、发黑、腐烂、坏死、截肢等	视诊：脚趾及关节外形异常，皮肤异常。触诊：皮肤触觉异常，足背动脉搏动减弱

（续表）

分类	并发症名称	具体症状表现	如何检查区分
慢性并发症	糖尿病肾病	进展性出现蛋白尿、水肿、高血压、贫血等	检查血压、尿糖、尿蛋白、尿肌酐、肾小球滤过率、血尿素氮、肾脏B超
	糖尿病眼病	视网膜出现白斑、黄斑、小血管瘤、纤维组织增生、玻璃体出血，视力下降，角膜溃疡，麻痹性斜视，失明等	眼科专科检查，检查血糖、血压、血脂
	糖尿病脑病	脑供血不足、记忆力下降、老年痴呆，严重者脑梗死、脑出血、脑萎缩等	检查血糖、血脂、血液流变学、脑超声、脑CT、核磁共振、脑血流图、脑电图
	糖尿病心脏病	心动过速、心律不齐、直立性低血压（头晕、软弱、心悸、大汗、视力障碍、昏厥）、心梗（疲乏、无力、心绞痛）、猝死（胸闷、心悸）等	检查心电图、动态心电图、超声、CT、动脉造影
	糖尿病皮肤病	色素沉着、瘙痒、感染、疱疹、皮疹、丘疹、硬化水肿、出血、紫癜、潮红、肿痛、感觉异常等	
	糖尿病神经病	周围神经：麻木、疼痛、冷热异常、触觉不敏感或过度敏感、肌萎缩麻痹。自主神经：自汗、盗汗、尿频、尿急、尿潴留、腹胀、呃逆、泻秘交替、心率异常	
	糖尿病性病	阴道、尿道感染，男性阳痿（阴茎勃起障碍），女性月经不调等	

附录三　《中国2型糖尿病防治指南（2013年版）》中血糖控制目标

无明显并发症糖尿病患者：

理想指标　空腹血糖≤6.1 mmol/L，餐后2小时血糖≤8.0 mmol/L，糖化血红蛋白≤6.0%。

良好指标　空腹血糖≤7.0 mmol/L，餐后2小时血糖≤10.0 mmol/L，糖化血红蛋白≤6.5%。

一般指标　空腹血糖≤8.0 mmol/L，餐后2小时血糖≤10.0 mmol/L，糖化血红蛋白≤7.0%。

较差指标　空腹血糖≥血糖8.0 mmol/L，餐后2小时血糖≥10.0 mmol/L，糖化血红蛋白≥7.0%。

有明显糖尿病并发症患者（血糖控制适当宽松）：

理想指标　空腹血糖≤7.0 mmol/L，餐后2小时血糖≤8.0 mmol/L，糖化血红蛋白≤6.5%。

良好指标　空腹血糖≤8.0 mmol/L，餐后2小时血糖≤10.0 mmol/L，糖化血红蛋白≤7.5%。

一般指标　空腹血糖≤9.0 mmol/L，餐后2小时血糖≤11.0 mmol/L，糖化血红蛋白≤8.0%。

较差指标　空腹血糖≥9.0 mmol/L，餐后2小时血糖≥11.0 mmol/L，糖化血红蛋白≥8.0%。

附录四　2型糖尿病的治疗影响因素

糖尿病的产生不像感冒等疾病，确诊前它至少有10～20年的潜伏期，这点与肿瘤类似。所以它的治疗也必然是一个持久战，几个月甚至几年不等。在治疗过程中，我们得“过五关斩六将”。

1. 第一关：心理关　在我们团队的治疗下，糖尿病再也不是不可治愈、需要终身服药的疾病了，也不用担心络绎不绝的各种糖尿病并发症了。所以给自己增加的那份压力可以松一松，同时减压对于调整内分泌尤其是血管紧张素-胰岛素有很大帮助。

2. 第二关：语言关　目前几乎所有的医生、糖尿病患者、家人朋友都被告知糖尿病是无法治愈的，这种说法会让我们的治疗信心动摇。所以，要提醒自己，不治，永远不可能好；坚持治疗，有很大概率治好或改善，你会尝试吗？

3. 第三关：时间关　忙碌的工作及沉重的压力是引起糖尿病的重要因素，患者经常会因为工作忙碌不能有效配合治疗。可以想象，即使我们再有钱但也是只能躺在病床上，还要承受各种并发症的折磨，必须接受眼睛失明、坏疽截肢、不能吃、不能动等无法挽救的恶果时，我们应该明白身体比金钱更重要。而且1个疗程的治疗时间可以计算：2小时（1次外治）×2（每周2次）×4×3（1个疗程3个月）=48小时，即便是9个月3个疗程，其时间不过区区144小时，也就是6天，但却能创造奇迹。

4. 第四关：血糖关　糖尿病的诊断标准及检测指标以空腹、餐后血糖值及糖化血红蛋白或糖化血清白蛋白来指导。所以在治疗过程中，需要配合监测血糖相关数据，这对我们的治疗方案有很重要的意义。其中血糖数值在治疗过程中是波动性的，有时甚至会比治疗前更高，糖尿病患者对此需要有心理准备，评估疗效不能单纯看点时间的血糖数据，需要以疗程为单位，以糖化血红蛋白等为依据。

5. 第五关：持续关　在糖尿病这个沉重的压力大山下，糖尿病患者对糖尿病的治疗效果会比一般人更加关注。但是，糖尿病的治疗往往与个人体质、疾病程度、工作与生活状态、治疗配合度有很大关系，当治疗效果没有达到理论值时，可能会急躁、失去耐心。其实这时候更不能急，应该坚持下去，同时回想自己不配合到位的地方并进行调整，那么胜利就在不远处。

6. 第六关：饮食　总体来说，糖尿病产生的最重要因素应该是饮食，尤其是蛋白质的过量摄入及饮食规律的紊乱。在疗程治疗过程中，我们医生团队会给予专门的糖尿病食谱。这里面强调的素食为主或纯素食，对于一般无肉不欢的患者来说无疑是个大挑战。素食可以加强机体代谢速度，减少体内伏病因子的产生。

7. 第七关：运动　现代社会尤其是城市，人类以脑力劳动为主，极度缺乏体力劳动，这也是导致糖尿病的重要原因。有氧运动包括游泳、散步、太极拳、八段锦、易筋经、乒乓球、快走、慢跑等，一般微汗出即可。无氧运动包括快跑、跳高、举重、剧烈的肌肉运动、健身房运动等。无氧运动可增加伏病因子产生，加剧经络堵塞，升高血糖，影响糖尿病的治疗。有氧运动可增加肌肉耗能，调节心理情绪，疏通经络，对糖尿病的治疗有辅助作用。

8. 第八关：外治　血糖高的主要原因还包括相关经络堵塞，导致内在脏器发生一系列变化。找到了一定规律后，通过专门的糖尿病外治手法，能够快速有效地控制血糖，同时调整脏腑平衡，一般每周需治疗2次。这是在传统中医治疗基础上的重大创新和突破。

9. 第九关：中药　中药的作用不言而喻，打通经络、祛除伏邪、恢复脏腑功能，而成形、有效的配方是糖尿病治疗的重要保障。

10. 第十关：睡眠　熬夜是导致糖尿病产生的元凶之一。人体最重要的睡眠时间是晚上11点至凌晨3点，这个时间段没有好好休息的人，其生长激素、肾上腺素分泌都会大受影响，这些都和血糖调节有直接关系。

11. 第十一关：情绪　喜、怒、忧、思、悲、恐、惊等情绪过激，容易刺激我们的应激系统，影响到“蓝斑-交感-肾上腺髓质系统”和“下丘脑-垂体-肾上腺皮质激素系统”，导致糖代谢、蛋白质代谢、升血糖激素的异常。所以，在日常生活中，不能过于情绪化，要少感性而多理性。

附录五 伏病学说2型糖尿病治疗方法及疗效概率

初发（功能障碍型，初次发现，未服用任何西药，或者符合工作分型A00-A03）2型糖尿病，标准规范治疗1个疗程，临床治愈率70%～80%，总有效率95%。

发病3年内的2型糖尿病（器质损伤型，确诊2型糖尿病，西医治疗周期小于3年，或者符合工作分型B00-B06），标准规范治疗2个疗程，临床治愈率为50%左右，总有效率为80%左右。

发病3年以上的2型糖尿病（多器官损伤型，符合工作分型B07-C09），不伴有严重并发症患者，标准规范治疗3个疗程，临床治愈率为20%～30%，总有效率约为60%。

附录六 《控制糖尿病》媒体报道目录和链接

1. 中国上海政府网：嘉定南翔中医文化街携手社区关爱糖尿病人
http://www.shanghai.gov.cn/shanghai/node2314/node2315/node15343/u21ai830860.html

2. 人民网：糖尿病健康管理秘笈《控制糖尿病》出版
http://scitech.people.com.cn/n/2014/1106/c1057-25982379.html?from=groupmessage&isappinstalled=0

3. 中国网：国内首本糖尿病健康管理秘笈《控制糖尿病》出版
http://finance.china.com.cn/roll/20141106/2774303.shtml

4. 解放网：国内首本糖尿病健康管理秘笈《控制糖尿病》出版
http://www.jfdaily.com/jizhe/201411/t20141105_934575.html

5. 世界中医药网：糖尿病健康管理秘笈《控制糖尿病》出版
http://www.worldtcm.org/141106/GS1K14.shtml

6. 中国科技网：糖尿病健康管理秘笈《控制糖尿病》出版
http://www.wokeji.com/jbsj/syb/201411/t20141106_858169.shtml?from=groupmessage&isappinstalled=0

7. 中国经济时报：糖尿病健康管理秘笈《控制糖尿病》出版
http://jjsb.cet.com.cn/show_320815.html
8. 科技日报数字报：国内首本糖尿病健康管理秘笈《控制糖尿病》出版
http://digitalpaper.stdaily.com/?from=groupmessage&isappinstalled=0
9. 和讯网：国内首本糖尿病健康管理秘笈《控制糖尿病》出版
http://m.hexun.com/news/2014-11-05/170082845.html?from=groupmessage&isappinstalled=0
10. 新民网：国内首本糖尿病健康管理秘笈《控制糖尿病》出版
http://shanghai.xinmin.cn/xmwx/2014/11/05/25861248.html?from=groupmessage&isappinstalled=0
11. 凤凰网中医频道：2型糖尿病是生活方式病，你中枪了吗？
http://zhongyi.ifeng.com/news/jkkx/201411/360027.shtml?bsh_bid=521562492&from=groupmessage&isappinstalled=0
12. 凤凰网中医频道：控制糖尿病：家庭简易疗法你试过吗？
http://zhongyi.ifeng.com/news/yycs/201411/360572.shtml?bsh_bid=522932828&from=groupmessage&isappinstalled=0
13. 新浪上海：国内首本糖尿病健康管理秘笈《控制糖尿病》出版
http://sh.sina.com.cn/health/ylxw/2014-11-02/12322611.html?from=wap
14. 新浪中医：2型糖尿病是生活方式病，你中枪了吗？
http://zhongyi.sina.com/news/jkkx/201411/198147.shtml?from=groupmessage&isappinstalled=0
15. 新浪中医：控制糖尿病：家庭简易疗法你试过吗
http://zhongyi.sina.com/news/zlyy/201411/198242.shtml?from=groupmessage&isappinstalled=0
16. 中国小康网：国内首本糖尿病健康管理秘笈《控制糖尿病》出版发行
http://gd.chinaxiaokang.com/html/2014-10/12600.html?from=groupmessage&isappinstalled=0
17. 中国台湾网：糖尿病健康管理秘笈《控制糖尿病》出版
http://www.taiwan.cn/xwzx/Technology/201411/t20141106_7917790.htm
18. 中国网浙江频道：国内首本糖尿病健康管理秘笈《控制糖尿病》出版
http://zj.china.com.cn/news/shehui/169354.html
19. 中新网河南新闻：糖尿病健康管理秘笈《控制糖尿病》出版
http://www.ha.chinanews.com.cn/html/yiliaoweisheng2012/dajiankang/

2014/1103/28560.html

20. 东方网：糖尿病健康管理秘笈《控制糖尿病》出版发行

http://roll.eastday.com/c1/2014/1030/2416974019.html?from=groupmessage&isappinstalled=0

21. 光明网：国内首本糖尿病健康管理秘笈《控制糖尿病》出版

http://culture.gmw.cn/newspaper/2014-11/06/content_101848129.htm

22. 长城网：国内首本糖尿病健康管理秘笈《控制糖尿病》出版

http://heb.hebei.com.cn/system/2014/11/06/014268567.shtml

23. 青囊网：2型糖尿病是生活方式病，你中枪了吗？

http://www.qnang.com/jiankangbaibaonang/qingnangguancha/2014-11-03/2356.html?bsh_bid=521563425&from=groupmessage&isappinstalled=0

24. 汉丰网：糖尿病健康管理秘笈《控制糖尿病》出版

http://www.kaixian.tv/gd/2014/1106/10784539.html

25. 香港文汇网北京频道：国内首本糖尿病健康管理秘笈《控制糖尿病》出版

http://bj.wenweipo.com/?action-viewnews-itemid-15305&from=groupmessage&isappinstalled=0

26. 潍坊传媒网：国内首本糖尿病健康管理秘笈《控制糖尿病》出版发行

http://www.wfcmw.cn/html/mlsp/390535.shtml?from=groupmessage&isappinstalled=0

27. 浙商网：国内首本糖尿病健康管理秘笈《控制糖尿病》出版

http://biz.zjol.com.cn/system/2014/10/31/020334244.shtml

28. 胶东在线：糖尿病健康管理秘笈《控制糖尿病》出版发行

http://www.jiaodong.net/news/system/2014/10/30/012470039.shtml?from=groupmessage&isappinstalled=0

29. 大河网：糖尿病健康管理秘笈《控制糖尿病》出版

http://edu.dahe.cn/2014/11-06/103720968.html

30. 甘肃文化产业网：国内首本糖尿病健康管理秘笈《控制糖尿病》出版

http://www.gansuci.com/2014/1031/12520.shtml

31. 江苏新闻网：糖尿病呈现年轻化，专家力荐实用型健康管理秘笈

http://www.js.chinanews.com/xz/news/2014/1031/13611.html?from=groupmessage&isappinstalled=0

32. 四川热线：国内首本糖尿病健康管理秘笈《控制糖尿病》出版

http://wh.scrxw.com/2014/1031/962657.shtml

33. 山西农民网：国内首本糖尿病健康管理秘笈《控制糖尿病》出版

http://www.sxnmw.com/news_detail/newsId=2737.html

34. 中医出版微信：每周一书《控制糖尿病》

http://mp.weixin.qq.com/s?__biz=MjM5ODE5NjUxOA==&mid=200786014&idx=1&sn=0e8289957d58f511fcbaa3be1647311c&scene=1&from=groupmessage&isappinstalled=0#rd

35. 养生正道微信：2型糖尿病是生活方式病（2014.11.03）

http://mp.weixin.qq.com/s?__biz=MzA3MDYzMDQzNw==&mid=206218174&idx=1&sn=5da76d8bdcc8ec3ce2b9f75c28b4bb53&scene=1&from=groupmessage&isappinstalled=0#rd

36. 同一堂微信：2型糖尿病是生活方式病，你中枪了吗？

http://mp.weixin.qq.com/s?__biz=MzA5NjU4NTkxNw==&mid=200862879&idx=1&sn=f17131cee4558ee6f44ac921f28fca94&scene=1&from=groupmessage&isappinstalled=0#rd

37. 金兰中医学社：三大穴位可调控糖尿病

http://mp.weixin.qq.com/s?__biz=MjM5MTE3Mzc4OA==&mid=202205798&idx=1&sn=afa9671b309be08b65b6ff1d43bb2fd4&scene=2&from=timeline&isappinstalled=0#rd

38. 天津网：国内首本糖尿病健康管理秘笈《控制糖尿病》出版发行

http://www.tianjinwe.com/cul/ds/201411/t20141118_733007.html?from=groupmessage&isappinstalled=0

39. 杭州网：国内首本糖尿病健康管理秘笈《控制糖尿病》出版发行

http://ent.hangzhou.com.cn/stxc/content/2014-11/17/content_5531251.htm?from=groupmessage&isappinstalled=0

40. 解放日报：糖尿病是生活方式病

http://www.abbao.cn/issue/765467606

附录七 《控制糖尿病》张伯礼院士序

随着社会经济发展，人们生活水平显著提高，生活方式发生了巨大变化。生活方式的转变也引起了疾病谱的变化，糖尿病、高脂血症、高血压、冠心病、中风、肿瘤等等，特别是糖尿病发病率剧增，患病人群巨大。国际糖尿病联盟（IDF）的数据显示，2013年中国糖尿病患病人数达9840万，居全球首位；预计到2035年，中国糖尿病患病人数将达到1.43亿。此外，我国还有更多的糖尿病前期患者，近3亿人面临糖尿病风险。IDF报告中指出，糖尿病使中国承受巨大医疗负担，每年支出约170亿美元。更令人担忧的是，近2/3的糖尿病患者未能得到有效的血糖控制。未接受治疗或血糖控制不好的患者，5年后将陆续出现并发症，可导致糖尿病视网膜病变、中风、心肌梗死、周围神经炎、周围静脉栓塞等严重后果。

糖尿病是多因素复杂疾病，单靠药物治疗一种途径难以解决问题，需要综合干预，标本兼治。2型糖尿病发病与生活方式密切相关，改变不良的生活方式可以有效降低糖尿病的发病风险。因此，建立健康的生活方式对预防糖尿病的发生具有重要的意义。

作者在中医整体观指导下，把传统膳食、中药、推拿及运动等方法综合运用到糖尿病防治中，这符合中医“治未病”的思想，也是积极贯彻“预防为主”的举措。本书提供了一套基于家庭的2型糖尿病患者干预方案，突出家庭载体的作用，涵盖了家庭药膳、家庭运动、家庭推拿及艾灸等内容，内容丰富，既有传统中医养生知识的继承和发扬，也有现代医学的认识和发挥，通俗易懂，简单易学，方便实用，颇具特色。

本书给读者介绍了糖尿病自我“健康管理”的知识，但其中一些认识和提法还值得推敲，如“伏病说”与黏膜免疫损伤的关系、“紊时生活方式”、“针对靶向”及桑叶“打通肺肝对胰岛素转化葡萄糖的能量利用的通路”等，还有待进一步实践和完善。

本书终究是一册融中西医知识的糖尿病防治科普之书，期开卷有益。

中国中医科学院院长
天津中医药大学校长　张伯礼
中国工程院院士
甲午初春于京城东直门

附录八　《控制糖尿病》国医大师孙光荣书评

这是一本探索和引领控制糖尿病的最新参考书

11月14日，也正是“世界糖尿病日”这一天，中国中医药出版社约请我对该社新书、田胜利博士及其团队根据多年临床实践经验撰写而成的《控制糖尿病》给予阅评。

医学科普著作有三难：选题难、精准难、简明难。通读《控制糖尿病》之后，认知到作者们对这“三难”在一定程度上都有所进取、有所作为、有所突破。

“文章合为时而著”，这是选题的第一要义。张伯礼院士为该书所作的序言中明确指出：“令人担忧的是，近2/3的糖尿病患者未能得到有效的血糖控制”，真可谓言中肯綮。因为，“1型糖尿病”，又称“青少年糖尿病”，或称“胰岛素依赖型糖尿病”，西医认为可能是由于自体免疫系统破坏产生胰岛素的胰腺胰岛β细胞引起的自体免疫性疾病，目前世界上对此病尚无公认的治愈方法，患者必须依靠注射胰岛素以维持生命活动。“2型糖尿病”，又称“成人发病型糖尿病”，或称“非胰岛素依赖型糖尿病”，西医认为它与1型糖尿病的发病机制完全不同，这主要是由胰岛素抵抗及胰岛素相对缺乏引起的、以高血糖为特征的一种代谢性疾病，且一般认为很难管控。而《控制糖尿病》正是针对2型糖尿病、为破解这一“令人担忧”的难题而编著的新书，既可以作为临床医疗、护理工作者的参考，更可以供糖尿病患者及其家人参照采用，加强自我管控。诚为适时、适需之选题。

如何控制糖尿病？这已经成为万众瞩目的医学难题，国内外医药界的探索者、论述者、验证者代不乏人，有关著作汗牛充栋，均各有所长。中医学最早提出了对糖尿病的饮食管控，唐·孙思邈认为：“所慎者三，一饮酒、二房事、三咸食及面。能慎此者，虽不服药而自可无它，不如此者，纵有金丹亦不可救，深思慎之！”明·张景岳亦认为：“初觉烦躁口渴，便当清心寡欲，薄滋味，减思虑，则治可瘳，若有一毫不慎，纵有名医良剂，则必不能有生矣。”足见“自我管控”是糖尿病患者的首要之举。而《控制糖尿病》的作者们在继承中医药学的理论与经验的基础上，通过对大量临床案例及其相关数据的分析、归纳和总结，提出了较完整的2型糖尿病治疗整体方案，即膳食指导、生活方式引导、中药干预、中医外治。此外，还提供了一套适合家庭采用的2型糖尿病患者干预方案，涵盖了家庭药膳、家庭运动、家庭推拿及艾灸等方法。刘勰《文心雕龙》曰：“操千曲而后晓声，观千剑而后识器”，这一套实用、有效、简便、易行的方法不是摘取拼凑而成的，而是作者们在长期临床实践中探索、提炼、总结出来的。堪称内容精准。

陈骙《文则》曰：“事以简为上，言以简为当。”如何将控制糖尿病的理论认识、具体方法、注意事项等简要地向读者表述，以达到使之学以致用的目的，是作者们必须面对的问题。《控制糖尿病》仅以5章、22节、约17万字简单、明白、生动地进行了全面的阐述，而且穿插了许多治疗糖尿病的、中医药的、有趣的传说、典故以及作者们临床治疗、控制糖尿病的真实案例、故事，展卷读来轻松、易懂。此外，书中还提出了一些关于糖尿病健康管理的新观点，举如：胰岛受损可能不是引起糖尿病的原因，而是糖尿病引起的结果；引发糖尿病的重要原因之一是蛋白质过度和不正确摄入；糖尿病是一种生活方式病；中医药防治糖尿病将成为全球控制糖尿病的关键；合理的酵素应用对糖尿病的预防和治疗有重要的作用；2型糖尿病的控制必须依靠整体方案，任何单一手段都很难控制糖尿病等等，有的是已经获得实践证明的科学结论，有的是作者提出的科学研究命题，有的是需要再斟酌、再推敲、再检验的科学假说。全书可谓叙论简明。

科研与科普，本来就是不断继承、不断创新的征程。《控制糖尿病》，是一本探索和引领控制糖尿病的最新参考书，展现了年轻一代中医临床、科研、科普工作者的勇敢与精诚，展现了糖尿病控制的较全面系统的新方案。走过来，是一条艰辛探索之路；朝前走，同样是一条艰辛探索之路，但一定是一条光明之路！

孙光荣 国医大师
2014年11月27日